中国古医籍整理丛书

食 品 集

明·吴禄 辑

曹 宜 校注

中国中医药出版社

·北 京·

图书在版编目（CIP）数据

食品集/（明）吴禄辑；曹宜校注 .—北京：中国中医药出版社，2016.12

（中国古医籍整理丛书）

ISBN 978 - 7 - 5132 - 3581 - 5

Ⅰ.①食… Ⅱ.①吴… ②曹… Ⅲ.①食物疗法

Ⅳ.①R247.1

中国版本图书馆 CIP 数据核字（2016）第 197059 号

中 国 中 医 药 出 版 社 出 版

北京市朝阳区北三环东路 28 号易亨大厦 16 层

邮政编码　100013

传真　010 64405750

保定市中画美凯印刷有限公司印刷

各地新华书店经销

＊

开本 710×1000　1/16　印张 8.5　字数 44 千字

2016 年 12 月第 1 版　2016 年 12 月第 1 次印刷

书　号　ISBN 978 - 7 - 5132 - 3581 - 5

＊

定价　25.00 元

网址　www.cptcm.com

国家中医药管理局
中医药古籍保护与利用能力建设项目
组织工作委员会

主 任 委 员 王国强

副 主 任 委 员 王志勇　李大宁

执 行 主 任 委 员 曹洪欣　苏钢强　王国辰　欧阳兵

执行副主任委员 李　昱　武　东　李秀明　张成博

委　　　　员

各省市项目组分管领导和主要专家

（山东省）武继彪　欧阳兵　张成博　贾青顺

（江苏省）吴勉华　周仲瑛　段金廒　胡　烈

（上海市）张怀琼　季　光　严世芸　段逸山

（福建省）阮诗玮　陈立典　李灿东　纪立金

（浙江省）徐伟伟　范永升　柴可群　盛增秀

（陕西省）黄立勋　呼　燕　魏少阳　苏荣彪

（河南省）夏祖昌　刘文第　韩新峰　许敬生

（辽宁省）杨关林　康廷国　石　岩　李德新

（四川省）杨殿兴　梁繁荣　余曙光　张　毅

各项目组负责人

王振国（山东省）　王旭东（江苏省）　张如青（上海市）

李灿东（福建省）　陈勇毅（浙江省）　焦振廉（陕西省）

蔡永敏（河南省）　鞠宝兆（辽宁省）　和中浚（四川省）

前　言

中医药古籍是传承中华优秀文化的重要载体，也是中医学传承数千年的知识宝库，凝聚着中华民族特有的精神价值、思维方法、生命理论和医疗经验，不仅对于传承中医学术具有重要的历史价值，更是现代中医药科技创新和学术进步的源头和根基。保护和利用好中医药古籍，是弘扬中国优秀传统文化、传承中医学术的必由之路，事关中医药事业发展全局。

1949 年以来，在政府的大力支持和推动下，开展了系统的中医药古籍整理研究。1958 年，国务院科学规划委员会古籍整理出版规划小组在北京成立，负责指导全国的古籍整理出版工作。1982 年，国务院古籍整理出版规划小组召开全国古籍整理出版规划会议，制定了《古籍整理出版规划（1982—1990）》，卫生部先后下达了两批 200 余种中医古籍整理任务，掀起了中医古籍整理研究的新高潮，对中医文化与学术的弘扬、传承和发展，发挥了极其重要的作用，产生了不可估量的深远影响。

2007 年《国务院办公厅关于进一步加强古籍保护工作的意见》明确提出进一步加强古籍整理、出版和研究利用，以及

"保护为主、抢救第一、合理利用、加强管理"的方针。2009年《国务院关于扶持和促进中医药事业发展的若干意见》指出，要"开展中医药古籍普查登记，建立综合信息数据库和珍贵古籍名录，加强整理、出版、研究和利用"。《中医药创新发展规划纲要（2006—2020)》强调继承与创新并重，推动中医药传承与创新发展。

2003~2010年，国家财政多次立项支持中国中医科学院开展针对性中医药古籍抢救保护工作，在中国中医科学院图书馆设立全国唯一的行业古籍保护中心，影印抢救濒危珍本、孤本中医古籍1640余种；整理发布《中国中医古籍总目》；遴选351种孤本收入《中医古籍孤本大全》影印出版；开展了海外中医古籍目录调研和孤本回归工作，收集了11个国家和2个地区137个图书馆的240余种书目，基本摸清流失海外的中医古籍现状，确定国内失传的中医药古籍共有220种，复制出版海外所藏中医药古籍133种。2010年，国家财政部、国家中医药管理局设立"中医药古籍保护与利用能力建设项目"，资助整理400余种中医药古籍，并着眼于加强中医药古籍保护和研究机构建设，培养中医古籍整理研究的后备人才，全面提高中医药古籍保护与利用能力。

在此，国家中医药管理局成立了中医药古籍保护和利用专家组和项目办公室，专家组负责项目指导、咨询、质量把关，项目办公室负责实施过程的统筹协调。专家组成员对古籍整理研究具有丰富的经验，有的专家从事古籍整理研究长达70余年，深知中医药古籍整理研究的重要性、艰巨性与复杂性，履行职责认真务实。专家组从书目确定、版本选择、点校、注释等各方面，为项目实施提供了强有力的专业指导。老一辈专家的学术水平和智慧，是项目成功的重要保证。项目承担单位山东中医药大学、南京中医药大学、上海中医药大学、福建中医药大学、浙江省中医药研究院、陕西省中医药研究院、河南省中医药研究院、辽宁中医药大学、成都中医药大学及所在省市中医药管理部门精心组织，充分发挥区域间互补协作的优势，并得到承担项目出版工作的中国中医药出版社大力配合，全面推进中医药古籍保护与利用网络体系的构建和人才队伍建设，使一批有志于中医学术传承与古籍整理工作的人才凝聚在一起，研究队伍日益壮大，研究水平不断提高。

本着"抢救、保护、发掘、利用"的理念，该项目重点选择近60年未曾出版的重要古医籍，综合考虑所选古籍的保护价值、学术价值和实用价值。400余种中医药古籍涵盖了医经、基础理论、诊法、伤寒金匮、温病、本草、方书、内科、外科、女科、儿科、伤科、眼科、咽喉口齿、针灸推拿、养生、医案医话医论、医史、临证综合等门类，跨越唐、宋、金元、明以迄清末。全部古籍均按照项目办公室组织完成的行业标准《中医古籍整理规范》及《中医药古籍整理细则》进行整理校注，绝大多数中医药古籍是第一次校注出版，一批孤本、稿本、抄本更是首次整理面世。对一些重要学术问题的研究成果，则集中收录于各书的"校注说明"或"校注后记"中。

"既出书又出人"是本项目追求的目标。近年来，中医药古籍整理工作形势严峻，老一辈逐渐退出，新一代普遍存在整理研究古籍的经验不足、专业思想不坚定等问题，使中医古籍整理面临人才流失严重、青黄不接的局面。通过本项目实施，搭建平台，完善机制，培养队伍，提升能力，经过近5年的建设，锻炼了一批优秀人才，老中青三代齐聚一堂，有效地稳定了研究队伍，为中医药古籍整理工作的开展和中医文化与学术的传承提供必备的知识和人才储备。

本项目的实施与《中国古医籍整理丛书》的出版，对于加强中医药古籍文献研究队伍建设、建立古籍研究平台，提高古籍整理水平均具有积极的推动作用，对弘扬我国优秀传统文化，推进中医药继承创新，进一步发挥中医药服务民众的养生保健与防病治病作用将产生深远影响。

第九届、第十届全国人大常委会副委员长许嘉璐先生，国家卫生计生委副主任、国家中医药管理局局长、中华中医药学会会长王国强先生，我国著名医史文献专家、中国中医科学院马继兴先生在百忙之中为丛书作序，我们深表敬意和感谢。

由于参与校注整理工作的人员较多，水平不一，诸多方面尚未臻完善，希望专家、读者不吝赐教。

国家中医药管理局中医药古籍保护与利用能力建设项目办公室

二〇一四年十二月

许 序

"中医"之名立，迄今不逾百年，所以冠以"中"字者，以别于"洋"与"西"也。慎思之，明辨之，斯名之出，无奈耳，或亦时人不甘泯没而特标其犹在之举也。

前此，祖传医术（今世方称为"学"）绵延数千载，救民无数；华夏屡遭时疫，皆仰之以度困厄。中华民族之未如印第安遭染殖民者所携疾病而族灭者，中医之功也。

医兴则国兴，国强则医强。百年运衰，岂但国土肢解，五千年文明亦不得全，非遭泯灭，即蒙冤扭曲。西方医学以其捷便速效，始则为传教之利器，继则以"科学"之冕畅行于中华。中医虽为内外所夹击，斥之为蒙昧，为伪医，然四亿同胞衣食不保，得获西医之益者甚寡，中医犹为人民之所赖。虽然，中国医学日益陵替，乃不可免，势使之然也。呜呼！覆巢之下安有完卵？

嗣后，国家新生，中医旋即得以重振，与西医并举，探寻结合之路。今也，中华诸多文化，自民俗、礼仪、工艺、戏曲、历史、文学，以至伦理、信仰，皆渐复起，中国医学之兴乃属必然。

迄今中医犹为国家医疗系统之辅，城市尤甚。何哉？盖一则西医赖声、光、电技术而于20世纪发展极速，中医则难见其进。二则国人惊羡西医之"立竿见影"，遂以为其事事胜于中医。然西医已自觉将入绝境：其若干医法正负效应相若，甚或负远逾于正；研究医理者，渐知人乃一整体，心、身非如中世纪所认定为二对立物，且人体亦非宇宙之中心，仅为其一小单位，与宇宙万象万物息息相关。认识至此，其已向中国医学之理念"靠拢"矣，虽彼未必知中国医学何如也。唯其不知中国医理何如，纯由其实践而有所悟，益以证中国之认识人体不为伪，亦不为玄虚。然国人知此趋向者，几人？

国医欲再现宋明清高峰，成国中主流医学，则一须继承，一须创新。继承则必深研原典，激清汰浊，复吸纳西医及我藏、蒙、维、回、苗、彝诸民族医术之精华；创新之道，在于今之科技，既用其器，亦参照其道，反思己之医理，审问之，笃行之，深化之，普及之，于普及中认知人体及环境古今之异，以建成当代国医理论。欲达于斯境，或需百年欤？予恐西医既已醒悟，若加力吸收中医精粹，促中医西医深度结合，形成21世纪之新医学，届时"制高点"将在何方？国人于此转折之机，能不忧虑而奋力乎？

予所谓深研之原典，非指一二习见之书、千古权威之作；就医界整体言之，所传所承自应为医籍之全部。盖后世名医所著，乃其秉诸前人所述，总结终生行医用药经验所得，自当已成今世、后世之要籍。

盛世修典，信然。盖典籍得修，方可言传言承。虽前此50余载已启医籍整理、出版之役，惜旋即中辍。阅20载再兴整理、出版之潮，世所罕见之要籍千余部陆续问世，洋洋大观。

今复有"中医药古籍保护与利用能力建设"之工程，集九省市专家，历经五载，董理出版自唐迄清医籍，都 400 余种，凡中医之基础医理、伤寒、温病及各科诊治、医案医话、推拿本草，俱涵盖之。

噫！璐既知此，能不胜其悦乎？汇集刻印医籍，自古有之，然孰与今世之盛且精也！自今而后，中国医家及患者，得览斯典，当于前人益敬而畏之矣。中华民族之屡经灾难而益蕃，乃至未来之永续，端赖之也，自今以往岂可不后出转精乎？典籍既蜂出矣，余则有望于来者。

谨序。

第九届、十届全国人大常委会副委员长

许嘉璐

二〇一四年冬

王 序

中医学是中华民族在长期生产生活实践中，在与疾病作斗争中逐步形成并不断丰富发展的医学科学，是中国古代科学的瑰宝，为中华民族的繁衍昌盛作出了巨大贡献，对世界文明进步产生了积极影响。时至今日，中医学作为我国医学的特色和重要医药卫生资源，与西医学相互补充、相互促进、协调发展，共同担负着维护和促进人民健康的任务，已成为我国医药卫生事业的重要特征和显著优势。

中医药古籍在存世的中华古籍中占有相当重要的比重，不仅是中医学术传承数千年最为重要的知识载体，也是中医为中华民族繁衍昌盛发挥重要作用的历史见证。中医药典籍不仅承载着中医的学术经验，而且蕴含着中华民族优秀的思想文化，凝聚着中华民族的聪明智慧，是祖先留给我们的宝贵物质财富和精神财富。加强对中医药古籍的保护与利用，既是中医学发展的需要，也是传承中华文化的迫切要求，更是历史赋予我们的责任。

2010年，国家中医药管理局启动了中医药古籍保护与利用能力建设项目。这既是传承中医药的重要工程，也是弘扬优秀民族文化的重要举措，不仅能够全面推进中医药的有效继承和创新发展，为维护人民健康做出贡献，也能够彰显中华民族的璀璨文化，为实现中华民族伟大复兴的中国梦作出贡献。

相信这项工作一定能造福当今，嘉惠后世，福泽绵长。

国家卫生和计划生育委员会副主任

国家中医药管理局局长

中华中医药学会会长

王国施

二〇一四年十二月

马 序

　　新中国成立以来，党和国家高度重视中医药事业发展，重视古籍的保护、整理和研究工作。自 1958 年始，国务院先后成立了三届古籍整理出版规划小组，分别由齐燕铭、李一氓、匡亚明担任组长，主持制订了《整理和出版古籍十年规划（1962—1972）》《古籍整理出版规划（1982—1990）》《中国古籍整理出版十年规划和"八五"计划（1991—2000）》等，而第三次规划中医药古籍整理即纳入其中。1982 年 9 月，卫生部下发《1982—1990 年中医古籍整理出版规划》，1983 年 1 月，中医古籍整理出版办公室正式成立，保证了中医古籍整理出版规划的实施。2002 年 2 月，《国家古籍整理出版"十五"（2001—2005）重点规划》经新闻出版署和全国古籍整理出版规划领导小组批准，颁布实施。其后，又陆续制定了国家古籍整理出版"十一五"和"十二五"重点规划。国家财政多次立项支持中国中医科学院开展针对性中医药古籍抢救保护工作，文化部在中国中医科学院图书馆专门设立全国唯一的行业古籍保护中心，国家先后投入中医药古籍保护专项经费超过 3000 万元，影印抢救濒危珍、善、孤本中医古籍1640余种，开展了海外中医古籍目录调研和孤本回归工作。2010年，国家财政部、国家中医药管理局安排国家公共卫生专项资金，设立了"中医药古籍保护与利用能力建设项目"，这是继1982～1986年第一批、第二批重要中医药古籍整理之后的又一次大规模古籍整理工程，重点整理新中国成立后未曾出版的重要古籍，目标是形成并普及规范的通行本、传世本。

为保证项目的顺利实施，项目组特别成立了专家组，承担咨询和技术指导，以及古籍出版之前的审定工作。专家组中的许多成员虽逾古稀之年，但老骥伏枥，孜孜不倦，不仅对项目进行宏观指导和质量把关，更重要的是通过古籍整理，以老带新，言传身教，培养一批中医药古籍整理研究的后备人才，促进了中医药古籍保护和研究机构建设，全面提升了我国中医药古籍保护与利用能力。

作为项目组顾问之一，我深感中医药古籍保护、抢救与整理工作的重要性和紧迫性，也深知传承中医药古籍整理经验任重而道远。令人欣慰的是，在项目实施过程中，我看到了老中青三代的紧密衔接，看到了大家的坚持和努力，看到了年轻一代的成长。相信中医药古籍整理工作的将来会越来越好，中医药学的发展会越来越好。

欣喜之余，以是为序。

中国中医科学院研究员

马继兴

二〇一四年十二月

校注说明

　　《食品集》上、下二卷，后有附录，主要内容包括日用食物之性效用法等。作者为明代吴禄。吴禄，字子学，又字天授，号宾竹，江西进贤人，生卒年不可考，大致生活于明代正德、嘉靖年间，曾任吴江县医学训科。

　　本书现存明代嘉靖丙辰年（1556）序刻本和民国抄本各一种。将明代嘉靖丙辰年序刻本和民国抄本进行比勘，两者形式、内容基本相同，可见民国抄本根据嘉靖丙辰年序刻本抄录而成。

　　本次整理以日本国立国会图书馆藏嘉靖丙辰年序刻本为底本，民国抄本为校本。他校本主要为《重修政和经史证类备用本草》张存惠原刻晦明轩本（简称《证类本草》）、哈佛燕京图书馆藏明夷白堂主人刻《食物本草》三卷本、《饮膳正要》明景泰七年（1456）内府刻本、《本草集要》明成化间黑口刻本、《食物本草》明万历四十八年（1620）钱允治校订本（简称钱订《食物本草》）。

　　校注具体原则如下：

　　1. 繁体字竖排改为简体字横排，并加标点。

　　2. 异体字、古字径改，不出校记。与文义训释有关者及部分药名保留。

　　3. 通假字保留原字，不常用者首见出注。

　　4. 难字、生僻字词酌加注释。

　　5. 药名使用同音字的，原则上径改。

　　6. 底本原有药物目录，以此为基础并根据书中其他部分内容整理成全书目录。

7. 卷上原题有"明吴江县医学候缺训科吴禄子学辑"，今删。

8. 为阅读方便，兼之底本正文后的"刻食品集序"页书口作"食品集首序"，现将该序调整至"刻食品集叙"前。

刻食品集序

夫君子底宁①区夏②，宣猷③理人④，必经之广大以建体弘则，纬之密微以窒隙坊流，然后远抚长驭，功施无匮，成业愈固而耿烈不渝也。是故统凡理顺，犹勤思逮乎米盐；迪哲宪古，而采听兼乎舆诵⑤。岂其务驰惊于博异，覃⑥极乎幽迥⑦，苟以徇物⑧华众⑨为哉？固爱人之诚，忧深虑远，有介其中，而弗能以已。此大中丞苏公《食品集》之所以刻也。

公之抚辽也，敦本节用，劝行敏业，图长治，绌旧俗，明孝弟贞顺之教，正丧纪婚姻之节，家警侈佚⑩，人作廉隅⑪。而后饬群吏，明庶功⑫，考圉校⑬，稽军实⑭，殄戎丑⑮，绥附属，

---

① 底宁：安宁；安定。
② 区夏：诸夏之地，指华夏、中国。
③ 宣猷：亦作"宣犹"。明达而顺乎事理。
④ 理人：治理百姓。
⑤ 舆诵：众人的言论。
⑥ 覃（tán 谈）：深广。
⑦ 幽迥：深远。
⑧ 徇物：曲从世俗，追求身外之物。
⑨ 华众：同"哗众"。
⑩ 侈佚：奢侈、放荡。
⑪ 廉隅：边为廉，角为隅。喻品行端方，有气节。
⑫ 庶功：各种事功。
⑬ 圉校（yǔjiào 雨教）：指养马等边事。圉，养马。校，支木为栏格以养马。
⑭ 实：物资，器物。
⑮ 戎丑：戎狄丑虏，旧时对少数民族的蔑称。

勋伐既盛矣。然犹昧旦丕显①，日兢兢讲于乂民②之政，而下之诸司劝为之，相如弗及焉。此集不知辑者为谁，而公有取之辽地鄙民，固以其牿其闻见、瞢③于避违也，故欲布之人人，使胥教诲，以去其瘥札④夭昏⑤，而跻之于和平考老。呜呼仁矣！此岂非爱人之诚有根其心而不能自已者邪！先是乙卯秋，胡人拥众伺便塞下，畿辅震动，辽师尽入卫，公亦奉诏抵关候声援。虏窥隙蹈虚，大入锦义，事急甚。公隃度⑥数百里之外，授策群校。群校奉以有勇，驰檄劳军，士无不奋臂争首敌卒，用留余疲兵，退数万之虏。当是时，微公，辽几殆。其后数月，复入，复大克获，胡益创矣。夫虏患岁有，而空边实，备⑦内地。后所缓，奉所重，去年之事诚不再之计也。辽人岌岌，自以忧死不给，岂望有功哉。既卒获而后知公之生我也。辽人知公之生之，而不知所以生之，不在摧锋破敌之时，而在无事安养之日也。夫正德厚生，人畀⑧而岁益之，所以维其心而决其气者，固有日矣。闻之他陲，士或不足半菽⑨，而此余粟谷；妇人以尺布盖形⑩秣马，而此乃曳缣帛⑪。夫甘食美衣，无死亡之患，

---

① 昧旦丕显：天不亮就起床思考光大德业之事，常形容为政勤勉。昧旦，天将明未明之时。丕显，显扬，光大。

② 乂（yì 意）民：治理百姓。乂，治理。

③ 瞢（méng 萌）：同"懵"，目不明。

④ 瘥札（cuózhá 痤扎）：因疫疠诸病而死。小疫曰瘥，夭死曰札。

⑤ 夭昏：夭折，早死。

⑥ 隃度（yúdù 鱼杜）：遥测。

⑦ 备：通"惫"。

⑧ 畀（bì 币）：给予。

⑨ 半菽（shū 书）：谓半菜半粮，指饭食粗劣。菽，豆。

⑩ 盖形：遮蔽身体。

⑪ 缣帛（jiānbó 间拨）：泛指贵重的丝织品。缣，双丝的细绢。

辽人之所以德公也。生于锋镝水火之中，而患在美疹①腊②毒之内；谨于虎豹螫蠚③之御，而忽乎蜂虿④蓟芥之防。凡民之情，公之所以忧辽人也。忧之诚则虑广，虑广则无遗纤细。食异之戒，提耳之教，独可少乎哉？昔者周公之相也，戡祸乱，成太平，爰道郅隆⑤，然而品节之详，入于眇忽⑥，至乃芹茆⑦蚳⑧蜃⑨之微，醯醴梅薁⑩之用，鱼乙⑪鳖丑⑫之去，牛庮鸟郁⑬之察，罔不示训。世儒或疑非周公书，而不知盖博取诸人用，备王官之一守，诚虑患广而为防微也。公学深于探圣奥，文彧⑭

三

---

① 疹：病。

② 腊（xī西）毒：极毒，毒性很强。

③ 蠚（hē喝）：蜂、蝎子等用毒刺蜇（人或动物）。

④ 虿（chài）：蝎子一类的毒虫。

⑤ 郅（zhì至）隆：最为隆盛。

⑥ 眇忽：微茫貌。

⑦ 茆（mǎo卯）：莼菜。

⑧ 蚳（chí迟）：蚁卵，古时或做酱，供食用。

⑨ 蜃（shèn肾）：大蛤。

⑩ 醯（xī西）醴（ní泥）梅薁（yì易）：泛指各种调味料。醯，醋。醴，杂骨肉酱。薁，《礼记正义·卷二十八·内则第十二》："郑氏曰……薁，煎茱萸也。"《礼记正义·卷二十八·内则第十二》："三牲用薁，和用醯，兽用梅。"

⑪ 鱼乙：指鱼目旁呈乙字状的骨头。《礼记正义·卷二十八·内则第十二》："郑氏曰……乙，鱼体中害人者名也。今东海鲗鱼有骨名乙，在目旁，状如篆乙，食之鲠人不可出。"

⑫ 鳖丑：《礼记正义·卷二十八·内则第十二》："郑氏曰……丑，谓鳖窍也。"《本草纲目·介部》"鳖"条："藏器曰：《礼记》食鳖去丑，谓颈下有软骨如龟形者也，食之令人患水病。"

⑬ 牛庮（yóu游）鸟郁：泛指食物的气味。庮，朽木的臭味。郁，香气浓烈。

⑭ 彧：文采焕然。

于徽①帝猷②，治纲宏钜，条理栗密③，即一日晋陟④朝右⑤，于吁谟⑥弘化、润色洪业有豫矣。然应元尤乐道是刻者，谓公之道大，而其心无不在民也。王充有言：七月之诗，小大教之，人性不可恣故尔。呜呼，是公之意也！夫是公之意也，夫书昉⑦授工参议赵君介夫，金事桑君蓁、朱君天俸议刻，故不可不志。谓应元登进尝忝公后，宜执役于是乎序。

嘉靖丙辰⑧孟夏⑨吉旦⑩云南布政司右参政前辽东苑马寺卿⑪安次⑫许应元顿首谨序

---

① 徽：使美好。

② 帝猷（yóu 游）：帝王治国之道。

③ 栗密：谨严，缜密。

④ 晋陟（zhì 至）：晋升。陟，登高，喻为晋升、进用。

⑤ 朝右：位列朝班之右。指朝廷大员。

⑥ 吁谟（xūmó 需磨）：重大的谋略。吁，大。谟，计谋，策略。

⑦ 昉（fǎng 仿）：适。

⑧ 嘉靖丙辰：嘉靖三十五年（1556）。

⑨ 孟夏：初夏，指农历四月。

⑩ 吉旦：农历每月初一。

⑪ 苑马寺卿：明代官职名，从三品，后该职参与地方军政事务，兼兵备衔。苑马寺，明朝马政机构。

⑫ 安次：今河北廊坊市。

刻食品集叙

　　人须饮食以生，但物之性味、身之损益，鲜能知之。予拊循①辽海时尝得是集，具载寒温、甘苦、补煦、禁忌之说明。夫自谓可传人人，乃刻于亦春堂中。

嘉靖丙辰夏奉勑巡抚辽东地方兼赞理军务都察院

右佥都御史固安②寒村苏志皋德明书

---

①　拊循：亦作拊巡。安抚，抚慰。
②　固安：今属河北省廊坊市。

食品集序

　　夫摄生凝谷，假尔饔飧①，颂②液畅元，尚兹水火。凡民有生，谁则离是。然釜锎③遵度，则荣卫斯谐；咀噬愆常④，则经髓罔协。是微如七箸⑤，而二气⑥之亢伏匪轻；不越俎樽⑦，而百体之安危攸重。职此以往，可不慎欤。粤若稽古，周官之典列⑧，以食医属诸冢宰，顺时眂齐⑨。掌皇王之馔，惟处立爱敷仁；训君子之食，宜放⑩姬公作令。宁无虑哉！盖颐贞⑪于豫⑫也弥易，蛊干⑬于困也恒艰。金石攻达于膏肓，孰与菽粟之可

---

① 饔飧（yōngsūn 拥孙）：指饮食。饔，早饭。飧，晚饭。

② 颂（chǒng 宠）：充。

③ 釜锎（fǔxíng 腐行）：指烹饪饮食。釜，古炊器，敛口圆底，或有二耳，有铜、铁制或陶制的。锎，古代盛羹的小鼎，两耳三足，有盖。

④ 愆（qiān 千）常：失常。

⑤ 七箸：各种餐具，此指饮食。

⑥ 二气：指阴、阳。

⑦ 俎樽（zǔzūn 组尊）：亦作樽俎。古代盛酒食的器皿。樽以盛酒，俎以盛肉。

⑧ 典列：常位。列，位次。

⑨ 顺时眂齐（shìjì 视计）：饮食调剂仿造顺应不同时候。眂，仿照，比拟。齐，通"剂"，调剂，调配。出自《周礼·天官·食医》："凡食齐眂春时，羹齐眂夏时，酱齐眂秋时，饮齐眂冬时。"

⑩ 放（fǎng 坊）：同"仿"。

⑪ 颐贞：保养正气。

⑫ 豫：悠闲、逸乐。

⑬ 蛊干：同"干蛊"，泛指治理。

久；草木宣淫①于脉理，孰与脯羞②之孔嘉③。殆亦拯溺衣袽④、救焚曲突⑤之意云尔。若夫乌鸡入剂，白凤⑥成膏，犊糜倒仓⑦，羝⑧肝撤医，鳢腥媾女于漂波⑨，羊膋裹儿于坐草⑩。夫濒于委顿，尚尔克康，矧毓⑪于素闲，利其可量也哉？嗟乎！失饪不时，圣父所戒⑫；殊名异产，哲人所疑。罔似元达之善尝⑬，恐贻庄生之真畏。冀疹灾害，盍鉴明征。况夫海南之椰浆，河北

---

① 草木宣淫：草木之类药材发挥偏胜治病的作用。淫，过多。
② 脯（fǔ辅）羞：肉干类食品。羞，同"馐"，美味食品。
③ 孔嘉：非常美好。孔，甚。嘉，美好。
④ 拯溺衣袽（rú 如）：以旧衣棉絮堵漏而防止溺水。袽，旧衣或破旧棉絮。
⑤ 救焚曲突：改建弯曲的烟囱而防治火患。突，烟囱。
⑥ 白凤：白毛乌骨鸡身被白丝毛，俗称白凤鸡。
⑦ 犊糜倒仓：《本草纲目·兽部第五十卷》"黄牛肉"条："韩悉言：牛肉补气，与黄芪同功。观丹溪朱氏倒仓法论而引申触类，则牛之补土，可心解矣。今天下日用之物，虽严法不能禁，亦因肉甘而补，皮角有用也。朱震亨《倒仓论》曰：肠胃为积谷之室，故谓之仓。倒者，推陈以致新也。"
⑧ 羝（dī 低）：公羊。
⑨ 鳢腥媾女于漂波：《证类本草·卷第二十一·虫鱼中品》"鳗鳢鱼"条："《稽神录》：有人多得劳疾，相因染死者数人。取病者于棺中钉之，弃于水，永绝传染之病。流之于江，金山有人异之，引岸开视之，见一女子，犹活。因取置渔舍，多得鳗鳢鱼食之，病愈。遂为渔人之妻"。
⑩ 羊膋（liáo 辽）裹儿于坐草：《世说新语·术解》："《晋书》曰：法开善医术。尝行，暮投主人，妻产而儿积日不坠。法开曰：此易治耳。杀一肥羊。食十余脔而针之，须臾，羊膋裹儿出。其精妙如此。"膋，肠上的脂肪。坐草，妇女临产分娩。
⑪ 毓：生育，养育。
⑫ 失饪（rèn 认）不时圣父所戒：《论语·乡党》载孔子"失饪不食，不时不食"。失饪，火候不足，食物未熟。不时，五谷不成、果实未熟之类；或指未到三餐正点之时。
⑬ 元达之善尝：《吴郡志·卷九》提到：重玄寺药圃，唐末僧元达，年逾八十，好种名药，凡取种者多致自天台、四明、包山、句曲，丛萃纷揉，各可指名。皮日休尝访之为赋诗焉。

之椒实，稽明①之石首，闽广之槟榔，兴寐所需，习移土性，痛②瘨③揌疗，妙称上工，物土之宜，又方书所未论者，是故不可不慎也。我邑训科宾竹吴翁手录是编，式弘周宪。阴阳燥湿之方辩，而抑扬融化之道昭；甘辛寒热之性标，而补泻攻守之法备矣。久藏巾箧，未获镂传。嘉惠靡彰，湮没是惧。乃详加究厘，爰付工梓，俾尔流衍区合④，布告黔黎⑤。相五运以节膏粱，修六府以调口腹，则矇瞽不沦于夭札，鲐齯⑥永亨。夫泰和是编，不为无补于世也。

时大明嘉靖丁酉⑦仲冬日松陵少虚子沈察书

① 稽明：会稽、四明。现浙江省绍兴、宁波一带。
② 痛（pù 扑）：痞病。
③ 瘨（diān 颠）：腹胀病。
④ 区合：八区六合，此指天下。
⑤ 黔黎：黔首黎民。指百姓。
⑥ 鲐齯（ táiní 台泥）：此指长寿。鲐，代称老人。齯，老人牙落后重生的细齿。
⑦ 嘉靖丁酉：嘉靖十六年（1537）。

目 录

卷　上①

谷　部

糯　米

味苦甘，气温，无毒。主温中，令人多热，大便坚，不可多食。可酿酒。

稻秆，治黄病通身，煮汁服。

粳　米

味苦甘，气平，微寒，无毒。主益气，止烦，止泄，和五脏，益胃气，长肌肉。与熟鸡豆②相合作粥食之，益精强志，耳目聪明。香粳尤胜。

粟　米

味咸，微寒，无毒。主养肾气，去脾胃中热，益气，陈者良。治胃中热，消渴，利小便，止痢。

黍　米

味甘，平，无毒。主益气补中，多热令人烦。久食昏人五脏，令人好睡。肺病宜食。

稷　米

味甘，无毒。主益气，补不足。关西谓之糜子米，亦

---

① 卷上：此2字原无，据体例加。
② 鸡豆：即芡实。

谓穄①米。古者取其香可爱，故以供祭祀。

秫 米

味甘，微寒。止寒热，利大肠，疗漆疮，杀疮疥毒热，拥②五脏气，动风。作饭最黏，惟可作酒，汁亦少。

青粱米

味甘，微寒，无毒。主胃痹，热中消渴，止泄痢，利小便，益气补中，健脾，止泄精，轻身。一云，此米醋浸三日，百蒸百曝，裹藏远行，一餐可度数日。其谷穗有毛，微青而细，早熟少收。夏月食之极清凉，但味短而涩，色恶，不如黄白粱，故人少种。

秫蜀③

谷之最长，米粒亦大而多者。北地种之，以备缺粮，否则喂牛马也。南人呼为芦穄。

香稻米

味甘，软，其气甜香可爱，有红白二种。又有一④类红长者，三粒仅⑤一寸许，比他谷晚收，开胃益中，滑涩补精。但人不常食，亦不多种也。

---

① 穄（jì计）：穄的别名。
② 拥：阻塞。
③ 秫蜀（shǔ属）：即《本草纲目·谷部》蜀黍。
④ 一：此字原脱，据《食物本草》卷上"香稻米"条补。
⑤ 仅（jìn近）：将近，几乎。

茭 米

生湖泊中，性微寒，无毒。古人以为美馔，作饭亦脆涩。

丹黍米

味苦，微温，无毒。主咳逆霍乱，止烦渴，除热。

白粱米

味甘，微寒，无毒。主除热益气。

黄粱米

味甘，平，无毒。主益气和中，止泄。《唐本》注云：穗大毛长，谷米俱粗于白粱。

陈廪米

下气，除烦渴，开胃气，止泄。

大 豆

味甘，平，无毒。主杀鬼气。止痛逐水，除胃中热，下瘀血，解药毒。有黑、白二种。黑豆入药，白豆不入药。黑豆调中下气，小黑豆力更佳，治产后百病血热。久食令人身重。

小儿不得与炒豆食之。若食了，忽食猪肉，必壅气致死。杀乌头毒。作腐则寒而动气。

白 豆

味甘，平，无毒。主调中，暖肠胃，助经脉。肾病宜食。

赤小豆

味甘酸，平，无毒。主下水，排脓血，去热肿，止泻痢，通小便，解小麦毒。久食令人虚，黑瘦枯燥。解油粘衣。

莔① 米

味甘，寒，无毒。主利肠胃，久食不饥，去热，益人。可为饭。生水田中，苗子似小麦而小，四月熟。

蓬草米

作饭食之，无异秔②米，俭年物也。

狼尾子米

作黍食之，令人不饥。生泽地③中。

稗子米

味脆，气辛。可以为饭。

粃④ 米

味甘，平。通肠开胃，下气，磨积块。制作糗⑤食，延年不饥，充滑肤体，可以颐养。昔陈平食糠而肥，粃米

---

① 莔（wǎng 往）：同"茵"，禾本科植物名。
② 秔（jīng 精）：同"粳"。
③ 地：原作"池"，据《证类本草》卷二十六"狼尾草"条、《食物本草》卷上"狼尾子米"改。
④ 粃（bǐ 比）：同"秕"。
⑤ 糗（qiǔ）：炒熟的米或面等干粮。

即精米上细糠也。

蚕 豆

味温，气微辛。主快胃，利五脏。或点茶，或炒食佳。又有筋豆、蛾眉豆、虎爪豆、羊眼豆、劳豆、豇豆之类，只可茶食而已。

一种刀豆，长尺许，可入酱用之。

罂 粟

味甘，平，无毒。行风气，逐邪热，疗反胃，胸中痰滞，丹石发动不下食。和竹沥煮粥食极佳，然性寒，以有竹沥，利大小肠，不宜多食。又，过度则动膀胱气。

粟壳，性涩。止湿热泄痢，涩肠，令人虚。劳嗽者多用止嗽。

绿 豆

味甘，寒，无毒。主丹毒，风疹烦热，和五脏，行经脉，益气，厚肠胃。可常食之。作枕明目，治头风。皮寒肉平，用之勿去皮。如去皮，有小壅气。

其叶能下气。

扁 豆

味甘，微温，无毒。主和中下气，治霍乱、吐痢不止，杀一切草木及酒毒、河豚毒。

花，主女子赤白下，干末米饮和服之。

叶，主霍乱，吐痢不止。

豌 豆

味甘，平，无毒。主调顺荣卫，和中益气。

青小豆

味甘，温，无毒。主热中消渴，止下痢，去腹胀。产妇无乳汁，烂煮三五升，食之即乳多。

蘖 米

味苦，无毒。即发芽谷也。主寒中，下气，除热。性温，能除烦，消宿食。性又温于大麦蘖，为热不及麦蘖也。

大 麦

味咸，温，微寒，无毒。主消渴，除热，益气调中，令人多热，为五谷长。能消化宿食，破冷气。

麦蘖，补胃，消化宿食，破癥结、冷气，止心腹胀满，开胃，止霍乱，下气，消痰，催生落胎，亦行上焦滞血，治产后秘结，鼓胀不通。胃气虚人宜服，以代①戊己②，腐熟水谷。又久食消肾，戒之。

小 麦

味甘，微寒，无毒。去皮则热，面热而麸凉。带皮用。主除热，止燥渴、咽干。利小便，养肝气，止痛，唾血。暴

---

① 代：原作"伐"，据《汤液本草》卷之六"大麦蘖"条改。

② 戊己：指脾胃，胃为戊土，脾为己土。

淋，煎汤饮之。

浮麦，止盗汗，治大人、小儿骨蒸肌热，妇人劳热。

面，味甘温。补虚，实人肤体，厚肠胃，强气力，性拥热，小动风气①。

凡麦，秋种冬长，春秀夏实，具四时中和之气，故为五谷之贵。

荞　麦

味甘，平，寒，无毒。主实肠胃，益气力。久食动风，令人头眩。和猪肉食之，患风热，脱人须眉。

芝　麻

味甘，寒，无毒。治虚劳，滑肠胃，行风气，通血脉，去头风，润肌肤。乳母食后生哯一合，令子不生病。久食，抽人肌肤。生则寒，炒则热。

油，性冷，常食所用。发冷疾，滑骨髓，通大小肠，治蛔心痛，傅一切疮疥癣，杀一切虫。熬熟油经宿，即动风。有牙齿疾并脾胃疾人切不可吃。若煎炼食之，与火无异。

饧

味甘，微温，无毒。即米糖也。主补虚乏，止渴，消痰，润肺，和脾胃。鱼骨鲠喉中及误吞钱镮②，服之出。中满

---

① 气：此字原脱，据《证类本草》卷第二十五"小麦"条、《食物本草》卷上"小麦"条补。

② 镮（huán 环）：古同"环"，泛指圆圈形物。

不宜用，呕吐者忌之。仲景谓呕家惟不可用建中汤，以甘故也。丹溪云：发湿中之热。

蜂蜜

甘，平，温，无毒。主心腹邪气，诸惊痫，补五脏不足，益气补中，止痛，解毒，明耳目，和百药，除众疾，养脾胃，止肠癖，除口疮。久服强志轻身，不饥。

酒

味苦甘辛，气大热，有毒。主杀百邪恶毒气，通血脉，厚肠胃，御风寒雾气，养脾扶肝，行药势，能行诸经不止，与附子同。味辛者能散，为导引，可以通行一身之表至高之分；味苦者能下；甘者居中而缓；淡者利小便。丹溪云：酒，湿中发热，近于相火，性喜升，大伤肺气，助火生痰，变为诸疾。戒之。

糟，罨①扑损瘀血，浸洗冻疮，傅蛇蜂毒。

醋

味酸，温，无毒。一名苦酒，三年陈者良。主消痈肿咽疮，散水气，杀邪毒，治产后血晕，除癥块坚积。多食损齿，损筋骨及肌脏。不可与蛤肉同食，损人颜色。

酱

味咸酸，冷，无毒。以豆作，陈者良。主除热，止烦，杀

---

① 罨（ǎn 俺）：覆盖。

百药、热汤火毒，并治蛇虫蜂虿毒。杀一切鱼肉菜蔬毒。

盐

味咸，寒，无毒。主杀鬼蛊邪疰毒气[1]，伤寒，吐胃中痰癖，止心腹卒痛，坚齿，止齿缝中血出。解蚯蚓毒。多食伤肺，令人咳嗽，失颜色。

豉

味苦，寒，无毒。主伤寒头疼，烦躁满闷。

茶 早采为茶，晚采为茗。

味苦甘，气微寒，无毒。主[2]清头目，利小便，去痰、热、渴，下气，消宿食，去人脂，令人少睡。释滞消壅[3]，一日之利暂佳；瘠气侵精，终身之累斯大[4]。

果 部

莲 子

味甘，平，寒，无毒。附藕。主补中，养神，益气力，除百疾，安心，止渴，止痢，治腰痛，泄精。久服轻身耐

---

① 气：此字原脱，据《证类本草》卷第四"食盐"条、《本草集要》中部卷之五"食盐"条补。

② 主：《本草集要》中部卷之四"茗、苦梌"条，《食物本草》卷下"茶"条此后有"瘘疮"2字。

③ 释滞消壅：原作"释消壅塞"，据《证类本草》卷第十三"茗、苦梌"条，《本草集要》中部卷之四"茗、苦梌"条改。

④ 斯大：此2字原脱，据《证类本草》卷第十三"茗、苦梌"条，《本草集要》中部卷之四"茗、苦梌"条补。

老，不饥延年。多食令人喜。生食性动风①。蒸食良。去心食。孙真人云：莲肉不去心食，成霍乱。

藕，味甘，温，无毒。主热渴，散血生肌，霍乱后虚渴，烦闷不能食。其产后虚渴，忌生冷物，惟藕不忌，为能破血故也。蒸食补五脏，实下焦。与蜜同食，令人腹脏肥，不生诸虫。

节，捣汁，主吐血、衄血。

鸡 头

味甘，平，无毒。一名芡实。主湿痹，腰膝痛，补中，除暴疾，益精气，强志。久服不饥。生食则动风冷气，宜蒸食之。

根名蔿②菜，主小腹结气痛，宜食，可作蔬菜。

芰 实

味甘，平，无毒。一名菱。主安中，补五脏，轻身不饥。水族中此物最不能治病。又云令人脏冷，损阳气。多食令人腹胀满，可用暖酒或和姜饮即消。

桃 实

味辛甘，温，无毒。主利肺气，止咳逆上气，消心下坚积，除卒暴击血，破癥瘕，通月水，止痛。

桃仁，破血，止心腹痛。

---

① 性动风：《证类本草》卷第二十三"藕实茎"条作"微动气"。
② 蔿（yì意）：芡，亦称鸡头。

梨

味甘微酸，气寒，无毒。主热嗽，止渴，疏风，利小便。梨者，利也。流利下行，多食令人寒中。金疮、乳妇尤不可食。

柿

味甘，寒，属阴，无毒。主通耳鼻气，腹癖不足，厚肠胃，涩中，健胃气，消宿血、饮食。

红柿[①]，令人心痛，亦令易醉。

生柿，弥冷，又不可同蟹食，令人腹痛。

梅 实

味酸，平，性温，无毒。主下气，除烦热，安心，止痢，住渴，体痛，偏枯不仁，收肺气，去黑痣。多食损齿伤骨，发虚热。服黄精人不宜食。

乌梅，暖，无毒。除劳，治骨蒸，去烦闷，止痢，消酒毒。

白梅，研，傅刀箭。刺在肉中，封之即出。乳痈肿毒，贴之良。

李 子

味苦，温，无毒。主益气，除痼热，调中，僵仆瘀血

① 红柿：《证类本草》卷第二十三"柿"条："陈藏器云……饮酒食红柿，令人心痛直至死，亦令易醉。"

骨痛。多食令人虚热。

奈 子

味苦，寒，无毒。主补中焦诸不足，和脾胃。多食令人腹胀。肺壅病人不可食。

石 榴

味甘酸，无毒。主咽渴，止漏精。榴者，留也。性滞，恋膈成痰。多食损肺。

林 檎

味甘酸，温，无毒。一名花红。主下气，治霍乱肚痛，消痰。多食发热涩气，令人好睡，发冷痰，生疮疖，脉闭不行。

杏 实

味酸，热，有毒。不可多食，伤人筋骨。又云多食，伤神，目盲。

柑 子

味甘，寒，无毒。去肠胃热，利小便，止渴。多食，发痼疾。

橘 子

味甘酸，温，无毒。主胸中逆气，利水谷，下气，止呕，脾不能消谷，气冲胸中，吐逆。久服去臭，下气通神。又云食之多痰，恐非益也。

橙 子

味甘酸，温，无毒。散肠胃恶气，消食，去胃中浮风，去恶心。作汤食之，宿酒速醒。多食伤肝气，发虚热。

皮，甚香美，散气。

栗

味咸，温，无毒。主益气，厚肠胃，补肾虚。炒食滞气，隔食。若悬微干，生食，补肾气，治腰脚无力，小儿疳疮。患风水气人不宜食，以咸故也。

枣

甘，温，无毒。主心腹邪气，安中养脾，助十二经脉，平胃气，生津液，和百药。中满者勿食，甘以补中故也。牙齿病者忌啖之。生枣多食，令人寒热羸瘦。

樱 桃

味甘。主调中，益脾气，令人好颜色。多食令人吐，发虚热。寒热病人不可食，发暗风。

葡 萄

味甘，平，无毒。有黄、白、黑三种。此果甘而不饴，酸而不酢，冷而不寒。主益气倍力，令人肥健，能发出痘疮。可作酒。多食，令人卒烦闷，昏人眼。妊孕人子冲心，饮之即下。

松　子

味甘，温，无毒。治诸风头眩，散水气，润五脏，延年不饥，香美。多食发热毒。

榛　子

味甘，平，无毒。主益气力，宽肠胃，健行，令人不饥，开胃。

槟　榔

味辛，温，无毒。消谷逐水，除痰癖，泄满下气，宣脏腑壅滞，坠诸药下行，杀三虫及寸白。多食伤真气。闽广人取蒟酱叶裹槟榔，食之辛香，膈间爽快，加蚬灰更佳，但吐红不雅。

黄　精

味甘，平，无毒。补中益气，除风湿，益脾润肺。九蒸九曝食之。又言饵之可以长生。

木　瓜

味酸，温，无毒。主湿痹脚气，霍乱吐下转筋不止。禀得木之正，故入肝，利筋骨及血病，腰腿无力，调荣卫，助谷气，驱湿，滋脾益肺。辛香，去恶心呕逆膈痰，心中酸水。多食损齿，以蜜作煎、作糕佳。忌犯刀铁。

山　楂

味酸，无毒。健脾，消食去积，行结气，催①疮痛。治儿枕痛，浓煎汁，入沙糖调服，立效。小儿食之更宜。一名糖裘②。

落花生

藤、蔓、茎、叶似扁豆，开花落地，一花就地结一果。深秋取之，味甘美，人所珍贵。

椰　子

肉，益气，治风。

浆，似酒，饮之不醉。主消渴，吐血，水肿，去风热。涂头益发令黑。丹溪云：椰子生海外极热之地，土人赖此解夏月毒渴。多食动气。

壳为酒器，酒有毒则沸起，今人或漆或镶③，殊失其义。

楮　子

味苦，涩。止泄痢，破除恶血，止渴，食之不饥，健行。甜、苦二种。制作粉食、糕食甚佳。

覆盆子

味甘酸，气平，微热，无毒。主轻身益气，令发不

---

① 催：《丹溪心法类集》卷之一春集"山楂子"条作"摧"，义胜。
② 糖裘：意同"糖球"，即《证类本草》卷三十"棠梂子"。
③ 镶：原作"厢"，据民国抄本改。

白，颜色好。又主男子肾虚，精竭阴痿；女子食之有子。熟时软红可爱，五月采之，失采则枝就生虫。制为蜜煎更佳。

豆 蔻

味辛，温，无毒。主温中，心腹痛，呕吐，去口臭气。鲜食佳。

菴罗果①

味甘，温。食之止渴，动风气。时症及饱食后不可食。又不可与大蒜辛物同食，令人患黄病。树生状似林檎。

梧桐子

四月开淡黄小花，枝头出丝，堕地②。五、六月结子。收炒作果，多食亦动风气。

茱 萸

味辛苦，大热，无毒。又云，吴生者，味辛，温，大热，小毒。主温中下气，止痛，咳逆，寒热，除湿痹，逐风邪，开腠理，去痰冷，腹内绞痛，诸冷食③不消，恶心腹痛，逆气，利五脏。又云，下气最速，肠虚人服之愈甚。

---

① 菴（ān 安）罗果：即芒果。
② 堕地：《证类本草》卷第十四"桐叶"条："《衍义》曰：……堕地成油。"
③ 食：《证类本草》卷第十三"吴茱萸"条作"实"。

根，杀三虫，治喉痹，止泄泻，食不消，疗经产余血并白癣。

皂荚子

炒，舂去皮，水浸仁软，煮熟，糖蜜渍之。疏导五脏风热壅气，辟邪气、瘴气有验。

榲桲

味酸甘，微温，无毒。主温中，下气消食，除心间醋水。食不去浮毛，损人肺，令嗽。

金樱子

味酸涩，平，无毒。疗脾泄下痢，止小便利，涩精。久服令人耐寒，轻身，杀寸白虫。加铁粉同以染发。去子留皮，熬成稀膏，用暖酒服，其功不可尽载。

楮实

味甘，寒，无毒。主阴痿水肿，益气，充肌肤，明目。久服不饥，不老轻身。其实初夏生，如弹丸，至六、七月渐深红色成熟，可制食之。

叶，主小儿身热，食不生肌。可作浴汤，又主恶疮，生肉。

皮，主逐水，利小便。

茎，主瘾疹痒，单用煮汤浴之。

汁①，主涂癣。

一云投数枚煮肉易烂。与柏实皆可食。

猕猴桃

味酸甘，寒，无毒。止暴渴，解烦热，冷脾胃，动溲僻②，压丹石，下石淋热壅。不可多食，令人脏寒泄。此桃《本草》言藤生附树，叶圆有毛，形似鸡卵，皮褐色，经霜始甘美。《衍义》言生则极酸，十月烂熟始食。

羊 桃

味甘，寒。主慓③热，风水积聚。《诗》名苌楚。

羊 枣

实小黑而圆，又谓之羊矢枣。

桑 椹

味甘，寒。主消渴。或曝干，和蜜食之，令人聪明，安魂镇神。不可与小儿食，令心寒。

无花果

味甘。开胃，止泄痢。色如青李，稍长。

柚

橘类。《本草》谓：橘、柚一物。考之郭璞曰：柚似橙

---

① 汁：据《证类本草》卷第十二"楮实"条，此指皮间白汁。
② 僻：疑应作"澼"。澼，肠间水。
③ 慓（piāo 飘）：急迅。《证类本草》卷第十一"羊桃"条与《食物本草》卷中"羊桃"条均作"慓"。

而大于橘。《吕氏春秋》曰：果之美者，江浦之橘，云梦之柚。《楚辞》亦然。《日华子》云：柚子无毒，治妊孕人吃食少并口淡，去胃中恶气，消食，去肠胃气，解酒毒，治饮酒人口气。柚、橘二物分矣，附之以俟知者择焉。

荔　枝

味甘，平，无毒。主止渴，益人颜色，虽多亦不伤人。少过则饮蜜一杯便解。一云多食亦发热。

龙　眼

味甘，平，无毒。主五脏邪气，安志厌①食，除毒去虫。荔枝过即龙眼熟，号荔枝奴。

榧　子

味甘，无毒。主五痔，去三虫蛊毒鬼注②。此肺家果也，不可多食，引火入肺，滑大肠。

银　杏

味甘苦，无毒。煨食良，生食发病。

橄　榄

味酸甘，温，无毒。主消酒开胃，下气止渴。

杨　梅

味酸甘，温，无毒。主去痰止呕，消食下酒。临饮酒

---

① 厌：同"餍"，饱。
② 鬼注：即鬼疰。

时，服干屑方寸匕，止吐酒。多食令人发热，甚能损齿。

胡　桃

味甘，温，无毒。食之令人肥健，润肌，黑发，补下元。多食动风生痰，助肾火。和胡粉，研如泥，拔白发，纳孔中，其毛皆黑。

乌　芋

味苦甘，微寒，无毒。一名荸荠。主温中益气，消风毒，除胸胃热，除黄疸，开胃下食，厚人肠胃，解毒。岁饥采以充粮。

茨　菰

味苦甘，冷，有毒。不可多食。令人患脚气，失颜色，损齿，发虚热、肠风。孕人不可食。

甘　蔗

味甘，平，无毒。附沙糖。主下气和中，助脾气，利大肠，消痰止渴，除心烦热，解酒毒。治朝食暮吐，暮食朝吐，以汁和生姜少许，服之良。有竹蔗、荻蔗二种，功同。共酒食，发痰。热渴，饮之良也。

沙糖，味甘，寒①。止心腹热胀，止渴，明目。小儿

---

① 味甘寒：关于沙糖药性和其上甘蔗共酒食发痰之说，尚有争议。《本草纲目·果部》"甘蔗"条："李时珍曰：蔗，脾之果也，其浆甘寒，能泻火热……煎炼成糖，则甘温而助湿热，所谓积温成热也。蔗浆消渴解酒，自古称之……而孟诜乃谓共酒食发痰者，岂不知其有解酒除热之功邪。日华子大明又谓沙糖能解酒毒，则不知既经煎炼，便能助酒为热，与生浆之性异矣。"

多食则损齿，生长虫，消肌肉，发疮。

甜 瓜

味甘，寒，有毒。止渴，除烦热。多食令人虚，下部阴痒生疮，动宿冷，发虚热，破腹。

西 瓜

味甘，平，无毒。主消渴，治心烦，解酒毒。不可多食，动气，发诸病。

平 波①

味甘，无毒。止渴生津。置衣服箧笥中，香气可爱。

香 圆

味酸甘，平，无毒。主下气，开胸膈。

枇 杷

味甘，平，无毒。润肺，利五脏，下气，止吐逆。多食发痰热，若和炙肉食之，发热毒，和面食之，令人黄病。

菜 部

葵 菜

味甘，寒，无毒。为百菜主。治五脏六腑寒热羸瘦，

---

① 平波：即苹果。

五癃，利小便，疗妇人乳难①。

蔓 菁

味温，无毒。主利五脏，轻身益气。

子，明目。

王 瓜

味苦，气寒，无毒。主消渴内痹，瘀血月闭，寒热酸疼，益气愈聋，疗诸邪气，热结鼠瘘，散痈肿留血，止小便数遗不禁。

茭 白

味甘，气寒，无毒。一名菰根。主肠胃痼热，消渴，止小便利。

竹 笋

味甘，无毒。主消渴，利水道，益气。多食发病。

蒲 笋

味甘，无毒。补中益气，活血脉。

苋 菜

味甘，寒，无毒。主青②盲白翳，利大小便，杀蛔虫，

---

① 治五脏……乳难：据《证类本草》卷第二十七"冬葵子"条"主五脏六腑寒热羸瘦，五癃，利小便，疗妇人乳难内闭"，此应为葵子的功用。

② 青：原作"清"，据《证类本草》卷第二十七"苋实"条改。

久食益力①。通九窍。有赤、白二种。不可与鳖同食，生鳖瘕。取鳖甲，剉如豆大，以苋菜叶包置土中一宿，尽化为鳖。叶食之动风。

子，益精。

芫荽

味辛，温，微毒。一名胡荽。主补五脏，利大小肠，疗沙疹，豆②疮不出，作酒喷之，立出。久食令人多忘，发气并痼疾。

子，主小儿秃疮，油煎傅之。

茼蒿

味甘，平，无毒。主安心气，养脾胃。又动风气，熏人心，令人气满，不可多食。

水芹

味甘，平，寒，无毒。主女子赤沃③，止血，养精，保血脉，益气，令人肥健嗜食，治烦渴。

冬瓜

味甘，平，微寒，无毒。主除小腹水胀，利小便，止渴，除烦。治胸心满，去头面热。冷者食之瘦人。

---

① 主青盲……益力：据《证类本草》卷第二十七"苋实"条"主青盲白翳，明目，除邪，利大小便，去寒热，杀蛔虫。久服益气力，不饥轻身"，此应为苋菜子的功用。

② 豆：《证类本草》卷第二十七"胡荽"条作"豌豆"。

③ 赤沃：赤带。

汁，解鱼毒。

瓠

味苦，寒，有毒。主面目四肢浮肿，下水。多食令人吐。

菜 瓜①

味甘，寒，有毒。利肠胃，止烦渴，不可多食。

葫 芦

味甘，平，无毒。主消水肿，益气。

蘑 菇

味甘，寒，有毒。动风发病，不可多食。

菌 子

味苦，寒，有毒。发五脏风，拥气，动脉痔，令人昏闷。

木 耳

味苦，寒，有毒。利五脏，宣②肠胃气③拥毒气。不可多食。

芥 菜

味辛，温，无毒。归鼻。主除肾邪气，利九窍，明耳

---

① 菜瓜：又名越瓜、稍瓜、生瓜等。
② 宣：此字原脱，据《饮膳正要》卷第三"木耳"条、《证类本草》卷第十三"桑根白皮"条补。
③ 气：此字原脱，据《证类本草》卷第十三"桑根白皮"条补。

目，安中。久食温中。多食动气。生食发丹石。

子，治风肿毒及麻痹，醋研傅之。扑损瘀血，腰痛肾冷，和生姜研，微暖涂贴。心痛，酒醋服。

葱

味辛，温，无毒。忌与蜜食。主伤寒寒热，头痛如破，发汗，中风，面目肿，喉痹不通，安胎，利五脏，归目，除肝邪气①，通利大小肠。多食昏人神。

花，治心脾疼。加吴茱萸，水煎服立效。

蒜

味辛，温，属火，有毒。独子者佳。五月五日采，醋浸之，经年者佳。主散痈肿𧏾疮，除风邪毒，健胃，善化肉，破冷气，烂痃癖，辟瘴气、蛊毒、蛇虫、溪毒，治中暑霍乱，转筋腹痛，温水送之。鼻衄不止，捣涂脚心，止即拭去。

韭

味辛微酸，气温，性急，无毒。忌与蜜食。归心。安五脏，除胃热，下气，补虚，充肝，利病人，可久食。

韭汁，冬月用根，研汁饮之，下膈间瘀血甚效。小儿初生，灌之即吐恶血，永无病。

未出土为韭黄，滞气，不宜食。

花，食之动风。

子，主梦泄，精滑，溺白。

---

① 邪气：此2字原脱，据《证类本草》卷第二十八"葱实"条补。

薤

味辛苦，气温，无毒。主金疮疮败，诸疮中风寒水肿，生捣熟涂之。与蜜同捣，涂汤火疮甚效。归心，去水气，利病人，止久痢、冷泻。

山 药

味甘，温，无毒。主补中益气，长肌肉，治头风眼眩，止腰痛，强阴，补心肺不足，除烦热，凉而能补，亦润皮毛干燥。主泄精健忘。久食耳目聪明，轻身不饥，延年①。

芋

味辛，平，有毒。主宽肠，充肌肤，滑中。久食，令人虚劳无力。冬月食之不发病。紫芋毒少，青芋毒多，野芋杀人。

梗，治蜂虿毒。

马齿苋

味酸，寒，性滑，无毒。_{节叶间有水银。}服之长年不白，主目盲白翳，利大小便，去寒热，杀虫，止渴，破癥结，涂白秃。明目②。

---

① 延年：此 2 字原在"亦润皮毛"后，据《本草集要》中部卷之二"薯蓣"条移此。

② 明目：据《证类本草》卷第二十九"马齿苋"条"子明目，仙经用之"，此应为马苋菜子的功用。

茄　子

味甘，寒，有小毒。一名落苏。动风发疮及痼病。久冷人不可多食。损人。蔬圃惟此无益，并无所治。

根及枯茎叶煎汤，洗冻疮。

萝　卜

味辛甘，温，无毒。忌地黄、何首乌，同食令发白。一名莱菔。煮食大下气，消谷，去痰癖，止咳嗽，制面毒。捣汁服，主消渴，治肺痿，能止血消血。

子，治喘嗽，下气消食，以冲墙壁。

胡萝卜

味甘，平，无毒。主气，利肠胃。

莼　菜

味甘，寒，无毒。三月至八月取者，味甜体滑；九月至十二月取者，味苦体涩。主消渴热痹。久食大宜人。合鲫鱼为羹食之，主胃气弱，不下食者至效。温①病起者不宜食，为其体滑，脾不能磨，常食发气。虽水草，性冷而补，热食之亦拥气，大抵不宜久食。

莴　苣

味苦，冷，微毒。主补筋骨，利五脏，开胸膈壅气，通经脉，止脾气，令人齿白，聪明，少睡。可常食之。患

---

① 温：此字原脱，据《证类本草》卷第二十九"莼"条补。

冷气人食即腹冷，不至苦损人。产后不可食，令人寒中，小腹痛。

白　菜

味甘，温，无毒。主通利肠胃，除胸烦，解酒毒。

芸薹①菜

味辛，温，无毒。主风游丹肿，乳痈。春食能发②痼疾。久食弱阳。

子取油，傅头发长黑。

菘　菜

味甘，温，无毒。主通利肠胃，除胸中烦，解酒渴，最为常食。性和利人。多食小冷。

子作油，傅头长发，涂刀不镊③音秀。

北人居南方，不胜地土之宜，遂病④，忌菘菜。

甘露子

味甘，平，无毒。一名滴露。利五脏，下气，清神。

蕨　菜

味苦，寒，有毒。动气发病，不可多食。

---

① 芸薹（tái 台）：十字花科植物。
② 发：《证类本草》卷第二十九"芸薹"条作"发膝"。
③ 镊（xiù 秀）：古同"锈"。
④ 病：《证类本草》卷第二十七"菘"条作"病足"。

紫 苏

味辛甘，温，无毒。解蟹毒。主下气，除寒中，解肌毒，发表，治心腹胀满，开胃下食，止脚气，通大小肠，煮汁饮之。

薄 荷

味辛苦，气凉，性温，无毒。主伤风，头脑风，发汗，通利关节及小儿风涎，惊风壮热，乃上行之药。新病瘥人食之，令虚汗不止。猫食之即醉。

生 姜

味辛甘，气微温。<small>去皮则热，留皮则冷。</small>主伤寒头痛，鼻塞，咳逆上气，止呕吐，入肺，开胃，益脾，散风，治痰嗽，去秽恶，通神明。无病人夜不宜食，夜气宜静，姜能动气故也。

干 姜

味辛，温热，无毒。主胸膈咳逆，止腹痛、霍乱、胀满，温中。

缩 砂

味辛苦，气温，无毒。主虚劳冷泻，宿食不消，下气，治脾胃气结滞不散，腹中虚冷痛，止痢，又能安胎，行气故也。妊娠因气、胎痛不可忍，炒为末，酒服二钱，效。

川 椒

味辛，热，有毒。主心腹冷气痛，除齿痛，壮阳，疗阴汗，缩小便，开腠理，通血脉，坚齿发，明目，杀鬼疰、蛊毒、虫鱼蛇毒。久服头不白，轻身增年。多食令人乏气。十月勿食之。口闭者杀人。

菠稜菜①

冷，微毒。利五脏，通肠胃热，解酒毒。北人多食肉面，食此则平；南人多食鱼鳖水米，食此则冷。不可多食，冷大小肠，发腰痛，令人脚弱，不能行。一云服丹石人食之佳。刘禹锡《嘉②话录》云：此菜来自西域颇稜③国，误呼菠稜。《艺苑雌黄》④亦云。

苦 荬

冷，无毒，疗面目黄，强力，止困。傅蛇虫咬良。

汁，傅丁肿，根即出。

蚕妇食之，坏蚕蛾。

莙 荙⑤

味平，微毒。补中下气，理脾胃，去头风，利五脏，

---

① 菠稜（léng 棱）菜：即菠菜。
② 嘉：原作"佳"，据《证类本草》卷第二十九"菠稜"条改。
③ 颇稜（líng 灵）：或作颇棱、颇陵，古国名，即今尼泊尔。
④ 艺苑雌黄：宋代严有翼撰。
⑤ 莙荙（jūndá 君达）：甜菜的一种。《本草纲目·菜部》"菾菜"条："时珍曰：菾菜即莙荙也。菾与甜通，因其味也。"

冷气。多食则动气。先患腹冷人食之破腹。

茎灰淋汁洗衣，白如玉色。

荠　菜

味甘，气温，无毒。主利肝气，和中。

其实名菥蓂①子，主明目，目暴赤痛，去障翳。根汁点目中，亦效。烧灰治赤白痢。

紫　菀

味苦辛，温，无毒。主咳嗽，寒热结气，去蛊毒，痿蹶，安五脏，疗咳唾脓血，补虚劳，消痰止渴，润肌肤，添骨髓。连根叶采之，醋浸，入少盐，收藏待用。其味辛香，甚佳，号名仙菜，性怕盐，多则腐也。

百　合

味甘，平，无毒。主邪气腹胀，浮肿，心痛，乳难，喉痹，利大小便，补中益气，止颠狂涕泪，定心志，杀蛊毒，疗痈肿，产后血病。蒸煮食之，和肉更佳，捣粉作面食，最益人。

枸　杞

味苦，寒，根大寒，子微寒，无毒。无刺者是。其茎叶补气益精，除风明目，坚筋骨，补劳伤，强阴道，久食

---

① 菥蓂（xīmì 西蜜）：或谓荠菜的一种。《本草纲目·菜部》"菥蓂"条："时珍曰：荠与菥蓂，一物也，但分大小二种耳。小者为荠，大者为菥蓂。菥蓂有毛。故其子功用相同，而陈士良之本草，亦谓荠实一名菥蓂也。"

令人长寿。根名地骨，寇宗奭曰：枸杞当用梗皮，地骨当用根皮，子当用红实。谚云：去家千里，莫食枸杞。言其补益强盛，无所为也。和羊肉作羹，和粳米煮粥，入葱豉五味，补虚劳尤胜。南丘多枸杞，村人多寿，食其水土也。润州大井有老枸杞树，井水益人，名著天下。与乳酪忌。

羊蹄菜

味苦，寒，无毒。根用醋磨，涂癣疥，速效。治疬疡风并大便卒涩结不通，喉痹卒不能语，肠风痔泻血。产后风秘①，到根取汁煎服，殊验。《诗》曰：言采其蓫，即此。注云：恶菜也。

决明菜

味甘，温，明目清心，去头眩风。苗三二尺，春取为蔬。

花、子，可点茶，又堪入蜜煎。

芎 苗

味辛，温，无毒。主咳逆，定惊风，辟邪恶，除蛊毒鬼疰，去三虫。久服通神。川中产者良。本地者点茶亦清头目。

蒡 菜

味甘苦，大寒。主时行壮热，解风热毒，止热毒痢，

---

① 秘：此字原脱，据《证类本草》卷第十一"羊蹄"条补。

开胃通膈。又治小儿热。其花白，妇人食之宜。

紫　菜

味甘，寒。下热解烦，疗瘿瘤结气。不可多食，令人腹痛，发气，吐白沫，饮少醋即消。其中有小螺蛳，损人，须择出。凡海菜皆然。

鹿角菜

大寒，无毒，微毒。下热风气，疗小儿骨蒸，解面热。不可久食，发痼疾，损经络血气，令脚冷痹，损腰肾，少颜色。

石　耳

石崖上所生者，出天台山、庐山等名山。《灵苑方》中名曰灵芝。味甘，平，无毒。久食延年，益颜色，至老不改，令人不饥，大小便亦少。一云性冷。

假　苏

味辛，温，无毒。主除寒热、鼠瘘、瘰疬、生疮，破结聚，下瘀血，除湿痹，辟邪气，通利血脉，传送五脏不足气①。能发汗，动渴，消除冷风，治头风眩晕、妇人血风等为要药。治产后血晕并产后中风身僵直者，捣为末，童便调，热服，口噤者挑齿灌之，或灌鼻中，神效。末和醋，傅丁肿风毒，即瘥。初生新嫩辛香可啖，人取以作生

① 不足气：此 3 字原脱，据《证类本草》卷第二十八"假苏"条补。

菜，即今之荆芥也。

香 薷

味辛，气微温，无毒。主霍乱，腹痛吐下，下气，除烦热，调中温胃，治伤暑，利小便，散水肿，又治口气。人家暑月多煮以代茶，可无热病。

一种香菜，味甘可食，三月种之。

黄 瓜

味甘，寒，有毒。不可多食，动寒热，多疟痰①，发百病，积瘀热，发疰气，令人虚热上逆，发脚气、疮疥。不益人，小儿尤忌，滑中，生疳虫。不可与醋同食。

丝 瓜

本草诸书无考，惟痘疮及脚痈方烧灰用之，此其性冷解毒。粥锅内煮熟，姜醋食，同鸡、鸭、猪肉炒食佳。枯者去皮及子，用瓤涤器。

金鸡瓜

味甘，平，无毒，主五痔头风，小腹拘急，和五脏。其木造屋，则屋中酒味皆淡。

豆 腐

性冷而动气。一云有毒，发肾气，头风，疮疥，杏仁

① 痰:《证类本草》卷第二十七"胡瓜叶"条作"病"，《食物本草》卷上"黄瓜"条作"疾"。

可解。又萝卜同食，亦解其毒。

豆 豉

味甘咸，无毒。主解烦热，调中发散，通关节，香烈，杀①腥气。其法用黑豆，酒、醋浸蒸曝干，以香油和，再蒸曝，凡三遍，量入盐并椒末、干生姜、陈皮屑，和藏。食之宜病人。

蒌 蒿

味甘辛。生水泽中，叶似艾，青白色，长数寸，食之香脆而美。叶可为茹。

一种莪蒿，亦美菜。一种邪蒿，作羹臛②佳。

苦 菜

味苦，寒，无毒。主五脏邪气，厌谷胃痹，肠癖，渴热中疾，恶③疮。久服安心益气，聪察，少卧，轻身耐老，耐饥寒。此菜生北地，方冬即凋，生南地则冬夏常青。《月令》所谓苦菜秀者是已，即今之荼也。出山田及泽中，得霜甜脆而美。

马 兰

味甘，温。生水泽，采为菜茹。根治呕血，擂汁饮之

---

① 杀：此字原脱，据《食物本草》卷上"咸豆豉"条、《证类本草》卷第二十五"豉"条补。

② 臛（huò 或）：肉羹。

③ 恶：原作"要"，据《食物本草》卷上"苦菜"条、《证类本草》卷第二十七"苦菜"条改。

立止。

蘩蒌①

味酸，气平，无毒。主积年恶疮不愈，有神效。又主破血，宜产妇。口齿方，烧灰或作末，揩齿宣露②。治淋，取满两手，以水煮服。此菜生田野中，人取以作羹，或生食之，或煮食，益人。即鸡肠草也。

蕺菜③

味辛，微温。主蠼螋溺疮。多食令气喘。

东风菜

味甘，寒，无毒。主风毒壅热，头痛目眩，肝热眼赤。入羹腥煮食甚美。此菜生平泽，茎高二三尺，叶似杏叶而长，极厚软，上有细毛，先春而生，故有东风之号。

油菜

味甘。主滑胃，通结气，利大小便。冬种春长，形色俱似白菜，根微紫，抽嫩心，开黄花，取其薹为菜茹甚佳。子枯，取以榨油，味如麻油，但略黄耳。

一种黄瓜菜④，形似油菜，但味少苦，生平泽中，取为羹茹，亦甚香美。

---

① 蘩蒌（fánlǚ 烦缕）：即繁缕。
② 宣露：肾疳五证之一，指牙疳中毒火未已而又热血迸出之证。
③ 蕺（jí 及）菜：即鱼腥草。
④ 黄瓜菜：即黄鹌菜。《植物名实图考·卷四·蔬类》："黄瓜菜，《食物本草》始著录。似苦荬而花甚细，《救荒本草》黄鹌菜即此。"

蒲蒻①

味甘，微寒。主消渴，生啖之脆美。《诗》云维笋及蒲是也。

藕丝菜

味甘，寒。解热渴烦毒，下瘀血。即鸡头子菅②也。

莫菜

味酢而滑。生水浸湿地，去皮肤风热。茎大如箸，赤节，节一叶，似柳叶，厚而长，有毛刺。可为羹，始生又可生食。

白花菜

味甘，气臭，性寒。生食苦，淹③以为菹，动风气，下气，滞脏腑，多食令人胃闷满，伤脾。

一种黄花菜，同此类。

蘋

味辛酸，寒，无毒。主暴热身痒，下水气，胜酒，长须发，止消渴，下气。久服轻身。季春始生，可糁④蒸为茹。《诗》所谓采蘋采藻，以供祭祀是也。昔楚昭王渡江，获蘋实如斗，剖而食之，甜如蜜，即此。但不可多得。蘋

---

① 蒲蒻（ruò 若）：即香蒲嫩茎。
② 菅：《食物本草》卷上"藕丝菜"条作"管"，指空心茎。
③ 淹：通"腌"。以盐渍食物。
④ 糁（sǎn 伞）：以米和羹。

有三种。藻有二种，皆可食。熟挼去腥气，米面糁蒸为茹，甚佳，饥年以充食。

一种海藻，味苦咸，寒，无毒。主瘿瘤气，颈下核破，散结气痈肿，癥瘕坚气，腹中上下鸣，下十二水肿，疗皮间积聚暴㿉①，留气热结，利小便，一名海带。

蓼②

味辛，气温，无毒。主明目，温中，耐风寒，下水气，面目浮肿，痈疡瘰疬，除肾气。叶除大小肠气，利中。霍乱转筋，煮汤及热捋脚。捣，傅小儿头疮。马蓼去肠中蛭虫。水蓼捣傅蛇咬，又煮渍脚，捋之消脚气肿。脚痛成疮，频淋之。此菜人所多食，或曝干亦佳。

葛　根

味甘，寒，无毒。主痈肿恶疮。冬月取生者，水中揉出粉，成垛，煎沸汤，擘块下汤，良久色如胶，其体甚韧，以蜜汤中拌食之，用姜屑尤佳，治中热酒渴病，利小便，亦能使人利，切以茶食亦甘美。又煨熟极补人。

白蘘③荷

微温。治蛊及疟。赤、白种皆可为菹。

---

① 㿉（tuí 颓）：阴部病。《诸病源候论·卷之四十》曰："此或因带下，或举重，或因产时用力，损于胞门，损于子脏，肠下乘而成㿉。"《本草纲目·主治第三卷》曰："腹病曰疝，丸病曰㿉。"

② 蓼：《证类本草》卷第二十八、《本草集要》中部卷之五作"蓼实"。

③ 白蘘（ráng 瓤）荷：姜科植物。

胡 葱

味辛，温平。消谷下气，杀虫。久食伤神损性，健忘，损明，发痼疾。胡臭人尤不可食。

鹿 葱①

味甘，凉，无毒。根治沙淋，下水气。酒疸黄色通身者，根捣汁服。嫩苗煮食，主小便涩，身体烦热。

花名宜男，炒以点茶，安五脏，利心志，令人好乐忘忧，轻身明目，利胸膈。

菫 菜

味甘，寒，无毒。主蛇蝎毒及痈肿。此菜野生，久食除心烦热，令人身体懈堕多睡。一云苦，主寒热，功同香茙②。

苜 蓿

味甘淡。嫩采食之，利大小肠。煮羹甚香美，干食益人。

落 葵

味酸，寒，无毒。主滑中，散热。

子，主悦泽人面。人被犬咬，食此菜，终身不瘥。

---

① 鹿葱：即萱草。《证类本草》卷第十一"萱草根"条："一名鹿葱，花名宜男。"

② 香茙（róng 荣）：即香薷。茙，原作"茂"，据《证类本草》卷第二十九"菫汁"条改。

秦荻梨①

味辛，温，无毒。主心腹冷胀，下气消食。于生菜中最香美，甚破气，又名五辛菜。

甘 蓝

平。补骨髓，利脏腑并关节，通经络中结气，明耳目，健人，少睡，益心力，壮筋骨，治黄毒。煮作菹食，去心结伏气。

翘摇菜

味辛，平，无毒。主破血止血，生肌。充生菜食之。又主五种黄病。煮热甚益人，和五脏，明耳目，去热风，令人轻健，长食不厌。此菜生平泽，紫花，蔓生，如劳豆是也。

苦芙②

味苦，寒。主面目、遍身漆疮并丹毒。生山谷下湿处。浙东清明节争取嫩者生食，以为一年不生疮疥。又煎汤洗痔疮，甚验。

---

① 秦荻梨：即《本草纲目·菜部》"秦荻藜"条，此为藜科植物，"秦荻藜"义胜。

② 苦芙（ǎo 袄）：菊科草名。《本草纲目·草部》"苦芙"条："时珍曰：凡物穲曰芙，此物嫩时可食，故以名之……《尔雅》钩芙，即此苦芙也。"

雍 菜①

味甘，平，无毒。蔓生花白，摘其苗以土壅之即活。与野葛相伏，取汁滴野葛即死。张司空云：魏武帝啖野葛至尺许，应是先食此菜，无害也。一名甕菜。

葶 菜②

味辛。生山谷泉石间，叶可食，根尤佳。

荇 菜③

生湖陂中，叶紫赤圆，径寸余，浮水面，茎如钗股，上青下白。《诗》所谓参差荇菜是也。可淹为菹。

蒟 蒻

味辛，寒。叶与天南星相似，但茎斑花紫，南星茎无斑，花黄为异耳。性冷，主消渴。采其根捣碎，以灰汁煮之成饼，五味调和为茹食。又蜀人取以作酱，味酢美。

地 蚕

生郊野麦园中，叶如薄荷，少狭而尖，亦微皱，欠光泽，根白色，状如蚕。四月采根，以滚水沦④之，和以盐，为菜茹。

---

① 雍菜：即蕹菜，又名空心菜。
② 葶菜：疑即薄菜。
③ 荇（xìng 杏）菜：即睡菜科莕菜。
④ 沦：渍。

胡 椒

味辛，温，无毒，属火而有金，性燥。主下气，温中，去寒痰，止霍乱，心腹冷痛。调食用之。味甚辛辣。快膈，杀一切鱼肉鳖蕈毒。不可多服，伤脾胃肺气，积久而大。

莳 萝

味辛，温，无毒。健脾开胃，温中，补水脏，杀鱼肉毒。

茴 香

味辛甘，平，无毒。主膀胱、肾经冷气，调中，止痛，除呕。

红 曲

味辛甘，平，无毒。健脾胃，益气，温中，腌鱼肉内用。

兽 部

牛

肉，味甘平，无毒。附乳、酥、酪。主消渴，止吐泄，安中益气，养脾胃。水牛肉，冷，微毒。黄牛肉，发药毒。黑牛尤不可食。自死者发痼疾。独肝者有大毒，食之痢血至死。

心，主虚忘。肝，主明目。肾，主补肾益精。髓，主补中填精髓。肚，主消渴风眩，补五脏。腹内百叶，作生姜、醋食之，主热气、水气、丹毒，压丹石发热，解酒劳。齿，主小儿牛痫。牛夜鸣则病，不可食。

乳，主补虚羸，止渴，生饮令人痢，热饮令人口干，温饮可也。黄牛乳、髓，冷，润皮肤，养心肺，解热毒。

酥，凉。益心肺，止渴嗽，润毛发，除肺痿心热吐血。

酪，味甘酸，寒。主热毒，止渴，除胸中虚热，身面上疮。患痢人不可食。

醍醐，味甘平。主风邪痹气，通润骨髓，可为摩药。性冷利，盛冬不凝，盛夏不融。性滑，以物盛之皆透，惟鸡子壳及瓢盛之不出。

乳腐，微寒。润五脏，利大小便，益十二经脉，微动气。

羊

肉，味甘，大热，无毒。主缓中，头脑大风汗出，虚劳寒冷，补中益气，安心，止惊悸。时疾初愈人不可食，当复发。疟疾尤不宜食，多致困重致死。头，凉，治骨蒸脑热，头眩瘦病。心，主忧恚膈气。肝，性冷，疗肝风虚热，目赤暗。肾，补肾虚，益精髓。肚，主补胃病虚损，小便数，止虚汗。脑，不可多食。五脏，补人五脏。血，主治女人中风血虚。产后血晕闷欲绝者，生饮一升则活。骨，热，治虚劳寒中羸瘦，主小儿羊痫。髓，味甘温，主男子①伤中，阴气不足，利血脉，益经气。乳，温。治消渴，补虚乏。蹄筋膜中珠子，食之令人癫。一角者害人。白羊黑头，食之患肠痈。六月勿食之，伤神。

黄羊，甘温，无毒。补中益气，治劳伤虚寒。

马

肉，味辛苦，冷，有小毒。主热下气，长筋骨，强腰脊，壮健强志，轻身。不与仓米及姜同食。其肉多着水浸洗，方煮得烂。不尔，毒不去。心，主喜忘。肝，不可食。肺，主寒热，小儿茎瘘。白马蹄，治妇人漏下白带；赤马蹄，疗赤崩。白马茎，味咸。主伤中脉绝，强志益气，长肌肉，令人有子，能壮盛阴气。乳，性冷，味甘。止渴。

虎

肉，味甘酸，平，无毒。主恶心欲呕，益气力。食之入山，虎见则畏，辟三十六种精魅。睛，主疟疾，辟恶，小儿惊悸恶痫。骨，主除邪恶气，杀鬼疰毒，止惊悸，主恶疮鼠瘘，头骨尤良。膏，主狗啮疮。

象

肉，味淡，不堪食。多食令人体重。胸前小横骨，令人能浮水。身有百兽肉，皆有分段，惟鼻是本肉。牙，主

---

① 子：《证类本草》卷第十七"羖羊角"条、《食物本草》卷下"羊"条作"女"。

诸刺入肉，刮屑，傅疮上即出。

驼

肉，温。治诸风下气，壮筋骨，润皮肤。

脂，主疗一切顽麻风痹，肌肤紧急，恶肿毒。在两峰内，即驼峰也。

乳，性温味甘。补中益气，壮筋骨，令人不饥。

熊

肉，平，味甘，无毒。主风痹，筋骨不仁。若腹中有积聚寒热者，食之终身不除。脂，即是熊白，是背上脂。夏月无，寒月有。主风痹不仁，筋急，补虚损，杀劳虫。痼疾者不可食。

掌，食之可御风寒，是入八珍之数。古人最重之也。

豹

肉，味酸平，无毒。主安五脏，补绝伤，壮筋骨，强志，益气力，利人，耐寒暑，令人猛健。正月勿食之，伤神。脑，治腰疼。脂，合生发膏，朝涂暮生。

獐

肉，味甘温，无毒。主补益五脏，野味之上品也。八月至十一月，食之胜羊肉。十二月至七月，食之动风①。道家多食之，言无禁。骨，主虚损泄精。髓，益气力，悦

---

① 风：《证类本草》卷第十七"獐骨"条、《食物本草》卷下"獐肉"条作"气"。

泽人面。

鹿

肉，味甘温，无毒。补中，强五脏，益气力。九月后、正月前可食，余月不可食，发冷痛。生肉贴偏风，左患右贴，右患左贴。肾，平，补肾气，安五脏，壮阳气。

茸，味甘，微温。主漏下恶血，寒热惊痫，虚劳，益气强志，壮筋骨。髓，主男女伤中绝脉，筋急，咳逆，以酒服之。蹄，主脚酸痛。角，主恶疮痈肿，逐邪气，除小腹血急痛，腰脊痛及①留血在阴中。

麂

肉，味甘平，无毒。主五痔。多食动痼疾。

兔

肉，味辛平，无毒。主补中益气，不宜多食，损阳②事，令人痿黄。不可与姜、橘同食，令人卒患心痛。妊妇不可食，令子缺唇。合白鸡食之，面发黄。合獭肉食之，病遁尸。二月不可食，伤神。肝，主明目。腊月兔头、脑髓及皮毛，催生。

---

① 及：原作"赤"，据《饮膳正要》卷第三"鹿"条改。
② 阳：原作"阴"，据《饮膳正要》卷第三"兔"条改。

猪

肉，味苦，无毒。主闭血脉，弱筋骨，虚人肌[1]。不可久食，令人虚肥，动风，金疮者尤甚。心，主惊邪忧恚。肾，冷，和理肾气，通利膀胱。肚主补中益气，止渴，暴痢虚弱宜食。四蹄，主伤挞，诸败疮，下乳。白蹄不可食。肝，主冷泄、久滑、赤白，乳妇赤白带下。骨髓，寒，主扑损恶疮。卵，主惊痫癫疾，鬼疰蛊毒，除寒热，贲豚[2]五癃，邪气挛缩。肠脏，主大小肠风热。胰音夷，寒，主肺气干胀，咳嗽喘急，润五脏，去皴疱[3]𪑦𪒟[4]。肪膏，并杀斑蝥毒，男子食之损阳。脑，主风眩脑鸣，冻疮。大猪头，补虚乏气力，去惊痫、五痔。

野猪

肉，味苦，无毒。主补肌肤，令人虚肥。雌者肉更美。冬月食橡子肉，色赤，补人五脏，胜家猪。

驴

肉，味甘寒，无毒。主风狂，忧愁不乐，解心烦。头肉，治多年消渴。煮食之良。乌驴尤佳。又云食之动风，脂肥尤甚，屡试屡验。前说主风狂未可凭也。

乳，治卒心痛。

---

① 肌：此字原脱，据《证类本草》卷第十八"豚卵"条补。

② 贲豚：即奔豚。五积之肾积，脏躁病的一种。

③ 疱（pào 炮）：同"疱"。

④ 𪑦𪒟（gǎnzèng 敢赠）：面黑气。𪑦或作䵟。

狗

肉，味咸酸，平①，无毒。主安五脏，补绝伤，壮阳，补血脉，厚肠胃，实下焦，填精髓。黄者尤佳，白、黑次之。阴虚发热人不宜食。大抵人之虚多是阴虚，世俗用此为补，不知其害。犬肉不可炙食，致消渴。不可与蒜同食，顿损人。

乳，主青盲。取白犬生子目未开时汁②注目中，疗十年盲，狗子目开即瘥。

麋

肉，味甘温，无毒。主益气补中，治腰脚无力。不与雉、虾、生菜、梅、李、果实同食，令人病。脂，主痈疽、恶疮。角，止血，益气力。

獭

肉，味甘平，无毒。治水气胀满，疗温疫病，诸热毒风，咳嗽劳损。不可与兔肉同食。肝，主鬼疰、尸劳，一门相染。火炙末，服方寸匕③，日再服。又治蛊毒，却鱼鲠。久嗽，烧灰服之。胆，主明目，亦入点药中。分杯之说不验，但涂于盏唇，使酒高于盏面。皮饰领则尘垢不着。如风沙瞖目，以袖拭之即出。爪，治鱼刺喉中不出，

① 平：《证类本草》卷第十七"牡狗阴茎"条、《本草集要》中部卷之六"牡狗阴茎"条均言狗肉性温。

② 汁：此字原脱，据《本草集要》中部卷之六"牡狗阴茎"条补。

③ 匕：原作"七"，据《证类本草》卷第十八"獭肝"条改。

爬喉下即出。

山 羊

《尔雅》谓之羱羊①，有筋力，甚能陟险峻，生深山谷穴中。皮可制靴履。味甘于家羊，用亦如之。又，野外黄羊同。

山狗獾

形如家狗，脚微短，好鲜食果食，味甘美。皮可为裘。有数种，在处有之，蜀中出者名天狗。

麖②

似鹿而大，肉稍粗，气味亦同鹿也。

獾 猪

肉，甘美，作羹臛食之，下水肿，大效。又云味酸平，主丹石热及久患赤白痢。瘦人食之，长肌肉，肥白。脂，主传尸鬼气，肺痿③气急，酒食之。胞，吐蛊虫。

毫 猪

肉，甘美，多膏，利大肠。不可多食，发风气，令人虚。

---

① 羱（yuán 原）羊：似吴羊而大角，角椭圆。
② 麖（jīng 经）：水鹿。又名马鹿、黑鹿。
③ 痿：原作"疾"，据《食物本草》卷下"獾猪"条、《证类本草》卷第十八"猯肉、胞、膏"条改。

狼

味辛。老狼颔下有悬肉，行善顾，疾则不能。脿①中筋如织络小囊，大似鸭卵。作声，诸窍皆沸。粪烟直上，烽火用之。

昔言狼、狈是二物。狈前二足绝短，先知食之所在，指以示狼，狼负以行，匪狼不能动，肉皆可食。

罴②

大于熊貔，似虎猫，似虎而浅毛。三兽俱阳物，用同熊、虎。

狐

味甘寒，有毒。主补虚劳，治恶疮疥，作臛食之。阴茎，味甘，有毒。主女子绝产，阴痒，小儿阴㿉③卵肿。雄狐粪，烧之辟瘟疫恶病。头，烧以辟邪。心、肝，生服治妖魅。肝，烧灰治风。

狸

肉，味似狐，疗诸疰、五痔，作羹臛食之。骨，味甘温，无毒。主风疰、尸疰、鬼疰，在皮中淫跃如针刺者，心腹痛走无常处及鼠瘘、恶疮。头骨尤良。炙骨和麝香、雄黄为丸，治痔瘘，甚效。粪，烧灰，主寒热鬼疟发无期

---

① 脿（bì 闭）：同"髀"，大腿。
② 罴（pí 皮）：熊之一种。
③ 㿉：同"㿗"。

度者，极验。

狸类甚多，有玉面狸、九节狸、风狸、香狸，食品佳者也。

猯

肉、胞、膏，味甘，平，无毒。主上气乏气咳逆，酒和服之。又水胀不瘥者，以肉作羹臛食之。胞，干磨服，吐蛊毒，并效。

猴

肉，味酸，平，无毒。主诸风劳，酿酒弥佳。干脯，主久疟。头骨，主瘴魅。手，主小儿惊痫口噤。屎，主蜘蛛咬。皮，主马疫风。

麈①

肉，味如牛脂，甘过之。皮，可为靴。尾，能辟尘。山牛也。

家　猫

肉，味甘微酸。主劳瘵。

鼹　鼠

肉味咸，无毒。主痈疽，诸瘘，蚀恶疮，阴䘌烂疮。鼫鼠，主堕胎易产。

---

① 麈（zhǔ 主）：似鹿而大，其尾常作拂尘用。

一种竹䶎①，食笋，味佳。它如貂鼠、黄鼠狼、狚入药。又云鼠胆治耳聋，但取而不得耳。

果 然

肉，味咸，无毒。主瘴疟寒热，煮食之。狨②兽，主五野鸡病③。狒狒血，饮之可见鬼。三种皆类猴而用稍异，故并录之。

---

① 竹䶎（liú 流）：即竹鼠。《本草纲目·兽部》"竹䶎"条："时珍曰：竹䶎，食竹根之鼠也。出南方，居土穴中，大如兔，人多食之，味如鸭肉。"
② 狨（róng 荣）：即金丝猴。
③ 五野鸡病：五痔。《医膳》卷中"野鸡"条："按《草木子》云，汉吕后讳雉，改雉名野鸡。人患痔者，痔与雉同音，改名为野鸡疾。"

卷　下

禽　部

天　鹅

味甘，性热，无毒。主补中益气。鹅有三四等，金头鹅为上①，小金头鹅又次。绒毛，疗刀杖疮，立愈。

鹅

味甘平，无毒。利五脏，止渴。膏脂，润皮毛，灌耳聋，白者胜。孟诜云：肉性冷，不可多食，发痼疾。苍鹅，性冷，有毒，发疮。卵，温补五脏，益气力，多食亦发痼疾。

野鹅一名䳘②鹅，今名沙鹅。

功与雁同。

雁

味甘平，无毒。主风挛拘急偏枯，气不通利，益气，壮筋骨，补劳瘦。骨，烧灰，和米泔洗头，发长。膏，治耳聋。六月、七月勿食，伤神。

---

① 上：原作"次"，据《饮膳正要》卷第三"天鹅"条改。
② 䳘（jiā 加）：原作"鴽"，据《证类本草》卷第十九"雁肪"条改。

鸡

丹雄鸡，味甘温，无毒。一云小毒。主女人崩中赤白，补虚，温中，补血。冠血，主乳难，疗白癜风、诸疮。又自缢死、心下温者，刺血滴入口中即活。男雌女雄。百虫入耳，滴之即出。

乌雄鸡，肉味酸甘，微温，无毒。主补虚，止心腹痛，安胎，疗折伤痈病。胆，主疗目不明，肌疮。心，主五邪。肝及翅毛，主起阴。血，主蹉折骨痛及痿痹。肪，主耳聋。肠，主遗溺。肫里黄皮，微寒，主泄利，小便①遗溺，除热止烦并尿血、崩中、带下。

白雄鸡，味酸。主下气，疗狂邪，补中，安五脏，治消渴。

乌雌鸡，味甘温。主风寒湿痹，五缓六急，中恶，腹痛及伤折骨疼，安胎。

黄雌鸡，味酸，平。主伤中，消渴，小便数不禁，肠澼泄痢，补五脏。先患骨热者不可食。

鸡子黄，除热火疮，镇心，安五脏，主惊，安胎。其白，微寒，疗目赤热，妇产胞不下。卵中白皮，主久咳结气。又云多食动风。

鸡具五色者与身乌头白者俱不可食。不可与獭肉及水鸡食，皆成遁尸。与鳖肉共食，损人。卵不得和蒜食，令

---

① 小便：《证类本草》卷第十九"丹雄鸡"条此后有"利"字。

人短气，亦不可与鳖肉、獭肉、犬肉、肝、肾共食。小儿食鸡肉好生蛔虫，妊妇亦然。诸鸡肉补虚羸最要，故食治方中多用之。有风人不宜食，有患骨热者不可食。丹溪云：属土而有金与木、火，性补，助湿中之火。又云属巽，助肝火。

雉

味甘酸，微寒，有小毒。即野鸡。主补中益气，止泄痢，除蚁瘘，又治消渴，饮水无度，久食令人瘦。九月后至十一月食之，稍补。他月即发五痔及诸疥。不可与胡桃、菌子、木耳同食。

锦　鸡

肉，主令人聪明。文彩似雉而斑圆尾长，即吐绶①鸡也。

鸥鹚②

味甘温，无毒。主补中益气，止泄痢。食之甚有益人。炙食之，味尤美。然有数等，白鸥鹚、黑头鸥鹚、胡鸥鹚，其肉皆不同。髓，味甘美，补精髓。

---

　　①　绶：原作"湲"。据《本草纲目·禽部》"鷩雉"条附录"吐绶鸡"改。

　　②　鸥鹚（cǐǎo 此老）：即鹚鷘。《本草纲目·禽部》"鹚鷘"条："时珍曰：秃鷘，水鸟之大者也。出南方有大湖泊处。其状如鹤而大，青苍色……性极贪恶，能与人斗，好啖鱼、蛇及鸟雏。"

鸭

味甘冷，无毒。主补虚，除热毒，和脏腑，利水道及治小儿热惊痫。绿头、青头者佳，白者尤佳。黄雌鸭最补。黑鸭滑中，发冷痢，小儿食之脚软。卵不可与鳖肉同食，害人。

野 鸭

味甘，微寒，无毒。一名凫。主补中益气，消食，和胃气，治水肿。绿头者为上，尖尾者为次。九月后即中食，全胜家鸭，大益病人。消食，杀十二种虫。又治身上小疮，多年不愈者即瘥。小者名刀鸭，味最重，食之补虚。一种名油鸭。但不可胡桃、木耳、豆豉同食。

雀

味甘，无毒。壮阳道，益气，暖腰膝，令人有子。冬月者良，妊妇忌食之。脑，主耳聋，涂冻疮，立瘥。头、血，主雀盲鸡朦。卵，主男子阴痿不起，令热，多精有子。雄雀屎，名白丁香，研粉，治目赤痛、弩肉①、赤白膜、赤脉贯瞳及决痈疖。八、九月田间黄色者谓黄雀，味美而用不及。又青黑色在蒿间者为蒿雀，味更美于诸雀，极热，最补益阳道。

---

① 弩肉：即胬肉。

鹁 鸽

味咸平，无毒。白者良。调精益气，明目，解诸药毒。虽益人，恐减药力。亦治人马患疥。

鸠

味甘平，无毒。安五脏，益气明目，疗痈疽，排脓血。人食金子，鸠肉解之。有斑无斑，有黄有青，其用一也。

鸳 鸯

味酸平，有小毒。主诸疮疥病，以酒浸炙令热，傅疮上，冷即易。食其肉，令人患大风。若夫妇不和者，作羹私与食之，即相爱。

鹤

味平。有玄有黄，有苍有白，取其白者良。血，益人气力。

乌 鸦

味酸咸平，无毒。主瘦病，止咳嗽骨蒸羸弱者。即慈乌。

鸬 鹚

味平，微寒，无毒。头骨①，主鲠②及噎，烧灰服之。

---

① 头骨：此二字原脱，据《食物本草》卷中"鸬鹚"条补。
② 鲠：原作"硬"，据《食物本草》卷中"鸬鹚"条改。

屎，去面黑䵟靥痣。

鹊

味甘平，无毒。主石淋，消结热。烧作灰，淋汁饮之，石即下。雄者佳。

鸲鹆[①]

味甘平，无毒。主五痔，止血。治老嗽及吃噫。炙食，或为散饮。目睛，和乳汁点眼，甚明。

鹌鹑

味甘温平，无毒。主益气，补五脏，实筋骨，耐寒暑，消结热。和生姜食之，止泄痢。酥炙食之，令人肥下焦。四月以前未可食。

鹧鸪

味甘温，无毒。主补五脏，益心力，解野葛蛇菌等毒及瘟瘴病久而危者。毛合熬酒渍之，或生捣汁服良。脂，泽手不裂。食之忌笋。

白鹇

肉可食。本草[②]谓其堪畜养，或疑即白雉也。

百舌

主虫咬，炙食之。亦主小儿久不语。

---

① 鸲鹆（qúyù 渠玉）：即八哥。
② 本草：《证类本草》卷第十九"雉肉"条："《图经》曰……江南又有一种，白而背有细黑纹，名白鹇，亦堪畜养，彼人食其肉，亦雉之类也。"

鹭鸶

味咸平，无毒。主瘦虚，益脾补气。炙食之。

山鹧

味甘温，食之解诸果毒。一种阳鹊，形色相似。

竹鸡

味甘平，无毒。主野鸡病，杀虫。煮炙食之。即山菌子。

鹖鸡①

味甘，无毒。食之，令人勇健肥润。

鸥

味甘，无毒。主躁渴狂邪。五味腌炙食之。

虫鱼部

龟

味咸甘，平，无毒。肉作羹臛，大补气智。酿酒，主风，脚软脱肛。溺，主耳聋，又疗久嗽，断疟②。孙真人

---

① 鹖（hé 何）鸡：《本草纲目·禽部》"鹖鸡"条："时珍曰：鹖状类雉而大，黄黑色，首有毛角如冠。性爱其党，有被侵者，直往赴斗，虽死犹不置。故古者虎贲戴鹖冠。"

② 主耳聋……断疟：此9字原脱，据《食物本草》卷下"龟肉"条补。

云：十二①月勿食龟肉，损命。

龟甲，止漏，破癥瘕，疟疾，五痔，瘫缓，小儿囟不合，女子阴疮，骨中寒热，伤寒劳复。大有补阴之功，力猛，兼去瘀血，续②筋骨。龟乃阴中至阴之物，禀北方之气而生，故能补阴血不足。

鼋

味寒，平。肉，主湿气，诸邪气蛊，消百药毒。

鳖

味甘，温，无毒。肉，主伤中益气，补不足。忌与苋菜、猪肉、兔肉、鸡肉、芥子酱同食。有三足者，有头足不缩、目陷、腹下红及有小字、五字、王字者，俱有大毒，不可食。头，烧灰，主小儿诸疾及治脱肛。血亦可涂之。

甲，味咸，气平。主心腹癥瘕坚积，温疟劳瘦。

马　刀

味辛，气微寒，有毒。主漏下赤白，寒热，破石淋，杀禽兽毒，除五脏热，止烦满，去厥痹，利机关。

蛤　蜊

味咸，冷，无毒。丹溪云：温中，有火。止消渴，开胃，

---

① 十二：原作"十"，据《证类本草》卷第二十"龟甲"条改。
② 续：此字原脱，据《本草集要》中部卷之六"龟甲"条、《食物本草》卷下"龟肉"条补。

解酒毒，主老癖为寒热者及妇血块，煮食之。此物虽冷，然与丹石相反。服丹石人不宜食。壳，烧灰，疗汤火伤，油涂之，妙。

蚬

性冷，无毒。<small>温中，有火。</small>止消渴，开胃，压丹石药及疗肿，下湿气。下乳，糟煮服。凉浸取汁，洗疔疮。多食，消肾发嗽并冷气。

蛤

味咸，温，无毒。主心腹冷气，腰脊冷风，利五脏，健胃，令人能食。每食了，以饭压之，不尔令人口干。又云温中消食，起阳。

蚌

性冷，无毒。<small>丹溪：温中，有火。</small>主妇人虚劳下血并痔，血崩带下。又止消渴，除烦，压丹石毒。以黄连末纳之，取汁，点赤目并暗者，良。

蚌粉，冷。治反胃，痰饮，痁痢，呕逆，痈肿。

田　螺

气大寒，无毒。主目热赤痛。取黄连末纳其中，汁出，取以注目中。浸取汁，饮之，止消渴。碎其肉，傅热疮。煮食之，利大小便，去腹中结热，脚气冲上，小腹急硬，小便赤涩，手脚浮肿。

其黄螺，味甘，大寒，无毒。治肝气热，止渴，解酒毒，其用与上同。海螺，治目痛。

蛏

味甘，温，无毒。补虚，主冷痢。煮食之，主产后虚损。天行病后不可食，切忌之。

车 螯

冷，无毒。是大蛤，一名蜄①。治酒毒、消渴、酒渴并痈。壳，治疮疖肿毒。不宜多食。

虾 蟆②

味辛，寒，有毒。主邪气，破癥坚血，痈肿阴疮。服之不患热病。疗小儿疳气，杀疳虫，鼠瘘恶疮，虫食下部。一名蟾蜍，主猘犬③伤疮，狂犬咬，发狂欲死。能合金石，取肪涂④之，如蜡。丹溪云：食⑤发湿，不宜食之。眉间白汁名蟾酥，治痈疽疔瘇⑥。虾蟆，生江湖，腹大形小，皮多黑斑，能跳，作声；蟾蜍，生人家湿处，背黑，无点，多痱磊⑦，不善跳，不作声。

---

① 蜄（shèn 甚）：原作"蜺"，据《证类本草》卷第二十二"车螯"条改。蜄，古同"蜃"。

② 虾蟆（má 麻）：即蛤蟆。

③ 猘（zhì 制）犬：疯狗。

④ 涂：《本草集要》中部卷之六"虾蟆"条此后有"玉刻"二字，义胜。

⑤ 食：《本草集要》中部卷之六"虾蟆"条作"煮食"。

⑥ 瘇（zhǒng 肿）：古同"尰"，足肿。

⑦ 痱磊：疹样小粒块。

蛙

味甘，寒，无毒。一名水鸡。主小儿赤气，肌疮①脐伤，止痛气不足，杀尸疰病虫，去劳劣，解热毒，补虚损。尤宜产妇。浙东人以为珍馔。身青绿色，背有黄线者是。

蟹

味咸，有毒。附彭蜞②、彭蚑③。主胸中邪气结痛，通胃气，调经脉。黄，能化漆为水，治漆疮。脚中髓并壳中黄，熬为末，纳金疮，能续断筋。爪，主堕胎，破宿血。凡蟹独螯、独目及两目相向者，皆有大毒。未经霜者有毒，未可食。有风疾人并孕妇更不可食。藕、蒜汁、冬瓜汁、紫苏，能解其毒。

蟛蟹，壳阔④多黄，其螯无毛，最锐。食之，行风气。

蝤蛑⑤蟹，扁而大，性冷，无毒。解热气、小儿痞气。

彭蜞，海人食之，别无功。

彭蚑，有毒，不可食。蔡君谟渡江误食，几至困危。

虾

味甘，有毒。动风，发疮疥，多食损人。无须者不

---

① 疮：原作"伤"，据《证类本草》卷第二十二"蛙"条、《食物本草》卷下"蛙"条改。

② 彭蜞（huá 滑）：即蟛蚏。亦作"蟛蜞""螯蜞"。

③ 彭蚑（qí 其）：亦作"蟛蚑"。

④ 阔：原作"润"，据《证类本草》卷第二十一"蟹"条改。

⑤ 蝤蛑（yóumóu 由谋）：亦作"蝤蝥"。

可食。

壳菜

味咸，平，无毒。一名淡菜。主补中益气，补五脏虚损，理腰脚气，益阳事，产后血结，腹内冷痛，消痃癖癥瘕及妇人漏下、丈夫久利。并煮食之。虽形状不典，而甚益人。

石决明

味咸，平，寒，无毒。主目翳痛，青盲。久服益精轻身。

牡蛎

味咸，气平，寒，无毒。入足少阴经。主伤寒寒热，温疟洒洒[1]，惊恚怒气，除拘缓、瘰疬、痈肿、喉痹、鼠瘘，女子带下赤白，心胁气结痛，除老血，软积痞。咸能软坚也。涩大小肠，止大小便，疗鬼交、泄精。久服，强骨节，杀邪鬼，延年。和杜仲服，止盗汗。和麻黄根、蛇床子、干姜为粉，去阴汗。引以柴胡，能去胁硬。引以茶清，能消结核。引以大黄，能除股肿。地黄为之使，能益精收涩，止小便。本肾经药也。

江豚

味咸，无毒。肉主飞尸，蛊毒，瘴疟。肪，摩恶疮。

---

① 洒洒：恶寒貌。

与海豚同。

蛤蚧

咸，平，小毒。主久肺劳传尸，杀鬼邪，疗嗽，下淋，通水道。

水　母

味咸，无毒。主生气，妇人劳损血带，小儿风疾丹毒。

鲮鲤甲①

主五邪，惊啼悲伤，疗蚁瘘。

贝　子

咸，平，无毒②。主目翳，鬼疰，蛊毒，腹痛下血，五癃，利水道，除寒热温疰，解肌，散结热。

一种紫贝，圆大，明目，去热毒。

玳　瑁

寒，无毒。主解百药毒。血可生饮。

海　蛤

味苦咸，平，无毒。主咳逆上气，喘③息烦满，胸膈

---

① 鲮（líng 灵）鲤甲：即穿山甲。
② 无毒：《食物本草》卷下"贝子"条、《证类本草》卷第二十二"贝子"条作"有毒"。
③ 喘：此字原脱，据《证类本草》卷第二十"海蛤"条、《食物本草》卷下"海蛤"条补。

寒热，疗阴瘘。与文蛤、魁蛤用稍同。

鳝 鱼

味甘，大温，无毒。主补中益气，血湿痹气，补虚损，妇人产后淋沥，血气不调，嬴瘦，止血气不调痛，冷气肠鸣。时行病起，食之多复。又令人霍乱，尤动风。

河 豚

味甘，温，有毒。主补虚，去湿气，理腰脚，去痔疾，杀虫。小者毒少，大者毒多。味虽珍，然治不如法，食之杀人，不可不慎也。肝亦有大毒。橄榄并芦根解其毒。

鳗鲡鱼

味甘，有毒。五色纹者，其功胜。主五痔，湿风痹，杀诸虫，压诸草石药毒，熏下部虫。此鱼虽有毒，能补五脏虚损，久病传尸劳瘵。

鮧 鱼

江东呼为鲇，秦人呼为鳡。味甘，无毒。主百病。黄者名鮠鱼。此二鱼虽益人，无鳞，有毒，勿多食，能动痼疾。赤目、赤须者并杀人。不可与牛肝、野鸡、野猪食，致疾。

鲫 鱼

味甘，温，无毒。主调中下气。合莼作羹，主脾弱不下食。纳白矾烧灰，治肠风血痢。纳盐烧之，治齿痛。不可合猪肝、雉肉同食。丹溪云：诸鱼属火，惟鲫鱼属土，故属阳明而有调胃实肠之功。多食亦动火。

鲍 鱼

味辛臭，温，无毒。主折伤瘀血，血痹在四肢不散者，女子崩中不止。勿令中咸。

鲤 鱼

味甘，无毒。大小皆有三十六鳞，亦其成数也①。主咳逆上气，黄疸，止渴。生者主水肿脚满，下气，又安胎，怀妊身肿。天行病后不可食。肉，忌葵菜，子，忌猪肝。胆，主明目赤肿。

白 鱼

味甘，平，无毒。主助脾开胃下食，补肝明目，去水气，令人肥。发疮疖脓，不发灸疮。经宿者食，生腹病。糟腌无妨。

鲈 鱼

味甘，平，无毒。补五脏，益筋骨，和脾胃，治水气，多食宜人，作鲊②尤良。一云多食发痃癖及疮肿。不可乳酪同食。

---

① 大小皆……成数也：《证类本草》卷第二十"鲤鱼胆"条"《图经》曰：鲤鱼……其脊中鳞一道，每鳞上皆有小黑点，从头数至尾，无大小，皆三十六鳞。古语云：五尺之鲤与一寸之鲤，大小虽殊，而鳞之数等是也"。三十六鳞亦成为鲤鱼之别称。

② 鲊（zhǎ咋）：腌鱼。

青　鱼

味甘，平，无毒。主脚气湿痹。作鲊，与服石人相反。眼，主能夜视。头中枕，蒸取干，代琥珀治心腹痛。胆，主目暗，恶疮。不可与芫荽、面酱同食。

鳜　鱼

味甘，平，无毒。主益气力，令人肥健，去腹内小虫。背有黑点，味重。又云平，补劳，益脾胃，稍有毒。风湿者不宜食。又名桂鱼。

石首鱼

味甘，无毒。和莼作羹，开胃益气。干之为鲞，炙食，消瓜成水，主腹胀，食不消。头中石，治石淋。

比目鱼

味平。补虚，益气力。多食稍动气。

黄　鱼

味平，有毒。发诸病[1]，不可多食。亦发疮疥，动风。忌荞麦。

时　鱼[2]

味平，无毒。补虚劳，稍发疳痼。

---

① 病：《证类本草》卷第二十"黄鱼"条此前有"气"字。

② 时鱼：即鲥鱼。

鲟　鱼

味甘咸，无毒。主益气补虚，令人肥健。其子肥美，杀腹内小虫。

沙　鱼①

味甘咸，无毒。主心气②鬼疰，蛊毒吐血。与鲛鱼同。

鲻　鱼

味甘，平。无毒。主开胃，通利五脏，久食令人肥健。此鱼食泥，与百药无忌。

海豚鱼

味咸，无毒。主飞尸、蛊毒、瘴疟。作脯食之。

昌侯鱼③

味甘，平。无毒。食之肥健，益气力。腹中子，有毒，令人下痢。

乌贼鱼

味咸，微温，无毒。主益气强志，通月④经。骨，主女子漏下赤白。腹中有墨，主血刺痛，醋磨服。此鱼自浮水，鸟见，以为死，往啄之，乃卷入水，故谓乌贼。

---

① 沙鱼：即鲨鱼。
② 气：此字原脱，据《证类本草》卷第二十一"鲛鱼皮"条补。
③ 昌侯鱼：即鲳鱼。
④ 月：原作"目"，据《食物本草》卷下"乌贼鱼"、《证类本草》卷第二十一"乌贼鱼骨"条改。

鲂 鱼

味甘，温。无毒。补，与鲫鱼同功，若作脍食，助脾胃。不可与疳痢人食。

鳊 鱼

味性、主治与鲂鱼同，但尾赪曰鲂，尾青曰鳊。味佳于鲂。

鳢 鱼

味甘，寒，无毒。主湿痹，面目浮肿，下水，疗五痔便血。脚气、风气人食，效。诸鱼胆苦，惟此鱼甜，可食。今江东人呼为乌鱼，或曰黑鱼。

鲚 鱼

发疥。

鳙 鱼

格额，目旁有骨各一。《礼》云：鱼去乙。一云东海鲦鱼也。食之别无功用。又云池塘所蓄头大细鳞者，甘，平，益人。

一种鲢鱼，似鳙，头小，色白，性急，味胜。

鲩 鱼①

无毒。胆最苦。治喉痹飞尸。

---

① 鲩（huàn 换）鱼：俗名草鱼。

鲸 鱼

平。补五脏，益筋骨，和脾胃。多食宜人，作鲊尤佳，曝干甚香美。不毒，亦不发病。

嘉 鱼

味甘，温，无毒，一云微毒。食之令人肥健悦泽。此乃乳穴①小鱼，常饮乳水，所以益人。味甚珍美，力强于乳。《诗》所谓南有嘉鱼，注言出于沔南之丙穴②是也。

章举鱼

一名石距③，比乌贼差④大，味更珍好。

黄颊鱼

味甘，平，无毒。醒酒，不益人，能祛风。

鮰 鱼⑤

味美。鳔⑥可作胶，与鮰鮧⑦、鱼白相似。

---

① 乳穴：石钟乳洞。
② 丙穴：《证类本草》卷第二十一"嘉鱼"条："陈藏器《吴都赋》云：嘉鱼出于丙穴。李善注云：丙日出穴。今则不然，丙者，向阳穴也。阳穴多生此鱼，鱼复何能择丙日耶？"《本草纲目·鳞部》"嘉鱼"条："时珍曰……丙穴之说不一。按《文选》注云：丙穴在汉中沔县北，有二所，常以三、八月取之。丙，地名也。《水经》云：丙水出丙穴。穴口向丙，故名。嘉鱼常以三月出穴，十月入穴。黄鹤云：蜀中丙穴甚多，不独汉中也"。
③ 距：原作"矩"，据《证类本草》卷第二十一"乌贼鱼骨"条改。距，本义为鸡足骨，类章鱼科动物之形。
④ 差（chā 插）：略微。
⑤ 鮰（huí 回）：即长吻鮠。
⑥ 鳔：原作"臕"，据文义改。
⑦ 鮰鮧（zhúyí 逐仪）：鱼鳔、鱼肠。

邵阳鱼

有毒。主瘴疟①。尾有刺，人犯之至死。

鮹　鱼②

味甘，平，无毒。主五野鸡痔，下血，瘀血。

鳣　鱼③

无毒。肝主恶疮、癣疥。《诗》言鳣鲔发发④，即今之鲟鱼也。

鲨　鱼

平，微毒。疗痔杀虫。多食发嗽并疮癣。

水　部

井　水

新汲即用，利人疗病。平旦第一汲者为井华水，又与诸水不同。凡井水，有远从地脉来者，为上；有从近处江河中渗来者，欠佳。又城市人家稠密沟渠污水，杂入井中成醎⑤，用须煎滚，停顿一时，候醎下坠，取上面清水用

---

① 主瘴疟：据《证类本草》卷第二十"海鹞鱼齿"条"海鹞鱼齿，无毒。主瘴疟……一名石蛎，一名邵阳鱼"，此应为邵阳鱼齿的效用。

② 鮹（shāo 烧）鱼：即烟管鱼。

③ 鳣（zhān 瞻）鱼：即鲟鱼。

④ 鲔发发（wěibōbō 委波波）：原作"鲊发疮"，据《食物本草》卷下"鳣鱼"条改。发发，鱼尾甩动声。

⑤ 醎（xiān 先）：碱。

之，否则气味俱恶，而煎茶、酿酒、作豆腐三事尤不堪也。又雨后，其水浑浊，须擂桃、杏仁，连汁投入水中，搅匀，少时，则浑浊坠底矣。《易》曰井泥不食，谨之。

千里水

即远来流水也。从西来者谓之东流水。二水，味平，无毒，主病后虚弱及荡涤邪秽。扬之过万，名曰甘烂水。以木盆盛水，杓扬之，泡起作珠子数千颗，击取煮药，治霍乱及入膀胱奔豚气。用之殊胜，诚与诸水不同。炼云母粉用之[①]，即其验也。古云流水不腐，但江河水善恶有不可知者。昔年予在浔州，忽一日，城中马死数百。询之，云数日前有雨，洗出山谷中蛇虫之毒，马饮其水而致然也。不可不知。

秋露水

味甘平，无毒。在百草头上者，愈百病，止消渴，令人身轻不饥，肌肉悦泽。柏叶上者，明目。百花上者，益颜色。

腊雪水

甘，大寒，解天行时疫及一切毒。淹藏果实，良。春雪水，生虫不堪。

---

① 炼云母粉用之：《证类本草》卷第五"千里水及东流水"条："《本经》云：东流水为云母所畏，炼云母用之，与诸水不同，即其效也。"

乳穴水

乃岩穴中涓涓而出之水。秤之重于它水，煎沸上有盐花。味温，甘，无毒。肥健人，令能食，体润不老，与乳同功。取以作饭及酿酒，大有益也。穴有小鱼，补人。见鱼类。

寒泉水

味甘，平，无毒。主消渴、反胃，去热淋及暑痢，兼洗漆疮，射①痈肿令散，下热气，利小便，并宜饮之。

夏　冰

味甘，大寒，无毒。去热除烦。暑月食之，与气候相反，入②腹冷热相激，非所宜也。止可隐映饮食，取其气之冷耳。若敲碎食之，暂时爽快，久当成疾。

温泉水

性热，有毒。切不可饮。一云下有硫黄，即令水热。当其热处，可燖③猪羊。主治风顽痹，浴之可除。庐山下有温泉池，往来方士教令患疥癞、杨梅疮者饱食入池，久浴，得汗出乃止。旬日诸疮自愈。然水有硫黄臭气，故应愈诸风恶疾，体虚者毋得轻入。

---

① 射：阻挡。
② 入：原作"食"，据《食物本草》卷上"夏冰"条改。
③ 燖（xún 寻）：将已宰杀的猪或鸡等用热水去毛。

浆　水

以粟米或仓米饮①酿成者。味甘酸，微温，无毒。调中引气，宣和强力，通关开胃，止霍乱、泄痢，消宿食，解烦去睡，止呕，白肤体。似水者至冷。妊娠忌食。不可同李子食，令吐痢。丹溪云：浆水性冷，善走化滞物，消解烦渴，宜作粥，薄暮食，去睡，理脏腑。

热　汤

须百沸过。若半沸者，食之病胀。患霍乱、手足转筋者，以铜瓦器盛汤熨脐，效。

繁露水

是秋露繁浓时水也。作盘以收之，煎令稠，食之延年不饥。以之造酒，名秋露白，味最香冽。

梅雨水

洗癣疥，灭瘢痕。入酱令易熟，沾衣便腐，浣垢如灰汁，有异他水。

半天河水

即上天雨泽水也。治心病，鬼疰，狂邪气，恶毒。

冬霜水

寒，无毒。团食者，主解酒热，伤寒鼻塞，酒后面赤。

① 饮：白饮，米粥清汤。

雹　水

酱味不正。当时，取一二升纳瓮中，即如本味。

方诸①水

味甘，寒，无毒。主明目，定心，去小儿热烦，止渴。方诸，大蚌也。《周礼》：明诸承水于月谓之方诸，陈馔以为玄酒②。

水　花③

平，无毒。主渴。远行无水，和苦瓜蒌为丸服之，永无渴。

粮罂④水

味辛，平，小毒。主鬼气，中恶痎忤心腹痛，恶梦鬼神。进一合，多饮令人心闷。又云洗眼见鬼。出古冢物罂中。

甑气水

主长毛发。以物于炊饭时承取，沐头，令发长密黑润，不能多得。朝朝梳摩小儿头，渐觉有益。

生熟汤

味咸，无毒。熬盐投中饮之，吐宿食、毒恶物，消气

① 诸：《淮南子·天文训》"方诸"条下许慎注云："诸，珠也，方石。"

② 玄酒：古代祭礼中当酒用的清水。

③ 水花：原作"花水"，据《证类本草》卷第五"水花"条乙正。

④ 罂（yīng 英）：同"罂"，大腹小口之器具。

胪胀①，亦主痰疟，调中消食。又人大醉及食瓜果过度，以生熟汤浸身，汤皆为酒及瓜果气味。

屋漏水

大有毒。误食必生恶疾。以洗犬咬疮，可即愈。

猪槽水

无毒。治诸蛊毒蛇咬，可浸疮。

溺坑水

无毒。主消渴，解河豚鱼毒。

盐胆水

味咸苦，有大毒。此水盐初熟槽中沥黑汁也，人与六畜皆不可食。

冢井水

有毒。人中之，不活。欲入者，先试以鸡毛，如直下者无毒，如回旋而舞者则有毒。先以热醋数斗投井，可入。

洗碗水

主恶疮久不瘥者。煎沸，以盐投中，洗之立效。

蟹膏水

以膏投漆中化为水。古人用和药。又蚯蚓去泥，以盐

---

① 胪（lú 卢）胀：腹胀。

涂之或纳入葱中，化为水。主天行诸热病、癫痫等疾。又，涂丹毒并傅漆疮，效。

阴地流泉水

饮之，令人发疟瘴。又，损脚令软。又云饮泽中停水，令人主瘕病。

卤　水

味苦咸，无毒。主大热消渴，狂烦，除邪及下蛊毒，柔肌肤，去湿热，消痰，磨积块，洗涤垢腻。勿过服，顿损人。

地浆水

气寒，无毒。掘地作坎，以水沃其中，搅令浊，俄顷取之。主解中诸毒烦闷、山中菌毒，又枫树上菌，食之令人笑不止，饮此解之。

清明水及谷雨水

味甘。取长江者为良，以之造酒，可储久，色绀①味冽。此水盖取其时候之气耳。

炊汤水

经宿，洗面无颜色，洗身成癣。

甘露水及醴泉水

味甘美，无毒。食之润五脏，长年不饥。主胸膈诸热，明目，止渴。此水不可易得，附录之以备参考。

---

①　绀（gàn 赣）：青而含赤色。

附 录

五味所补①

酸入肝。

苦入心。

甘入脾。

辛入肺。

咸入肾。

五味所伤

过于酸，肝气以津，脾气乃绝。

过于苦，脾气不濡，胃气乃厚。

过于甘，心气喘满，色黑，肾气不衡。

过于辛，筋脉阻陁②，精神乃失③。

过于咸，大骨气劳，短肌，心气抑。

五味所走④

酸走筋，筋病无多食酸。

---

① 补：《素问·宣明五气》作"入"。
② 阻陁：《素问·生气通天论》作"沮弛"。
③ 失：《素问·生气通天论》作"央"。
④ 走：《素问·生气通天论》作"禁"。

苦走骨，骨病无多食苦。

甘走肉，肉病无多食甘。

辛走气，气病无多食辛。

咸走血，血病无多食咸。

五脏所禁

肝病禁辛。

心病禁咸。

脾病禁酸。

肺病禁苦。

肾病禁甘。

五脏所忌

肝病无多食酸，酸则肉胝䐃而唇揭。

心病无多食苦，苦则皮槁而毛拔。

脾病无多食甘，甘则骨痛而发落。

肺病无多食辛，辛则筋急而爪枯。

肾病无多食咸，咸则脉凝泣而变色。

五味所宜

肝色青，宜食甘，粳米、枣、葵、牛肉皆甘。

心色赤，宜食酸，小豆、李、韭、犬肉皆酸。

脾色黄，宜食咸，大豆、栗、藿、豕肉皆咸。

肺色白，宜食苦，小麦、杏、薤、羊肉皆苦。

肾色黑，宜食辛，黄黍、桃、葱、鸡肉皆辛。

五谷以养五脏

肝麦。心黍。脾稷。肺稻。肾豆。

五果以助五脏

肝李。心杏。脾枣。肺桃。肾栗。

五畜以益五脏

肝鸡。心羊。脾牛。肺马。肾彘。

五菜以充五脏

肝葵。心藿。脾薤。肺葱。肾韭。

食物相反

黍米不可与葵菜同食。

大豆不可与猪肉同食。

小豆不可与鲤鱼同食。

李子不可与鸡子并蜜同食。

菱角、枣子不可与蜜同食。

杨梅不与葱同食。柿、梨不与蟹同食。

苦苣不与酪同食。韭不与酒同食。

蓼不与鱼脍同食。苋菜不与鳖同食。

竹笋不与糖同食，薤不与牛肉同食。

苦苣、生葱不与蜜同食①。

芥菜不与兔肉同食，生疮。

牛肉不可与栗子同食；肝不可与鲇鱼同食，生风。

马肉不可与姜、苍耳同食。

羊肉不可与鱼脍、酪同食；肚不可与小豆、梅子同食；肠不可与犬肉同食，伤人；肝不可与猪肉及椒同食，伤心。

牛、马、羊乳不可与鱼脍同食，生癥瘕。

猪肉不可与牛肉、芫荽同食，烂肠。

兔肉不可与姜同食，成霍乱。

鹿肉不可与鲍鱼同食。

麋肉不可与虾同食；脂不可与梅、李同食②。

鸡肉不可与鱼汁、兔肉同食；子不可与鳖、葱、蒜同食，损气。

野鸡不可与猪肝、胡桃、蘑菇、鲫鱼同食；与荞麦、葱、面同食，生虫③；与鲇鱼同食，令人发癞疾。

① 生葱不与蜜同食：《证类本草》卷第二十八"葱实"条："日华子云……根，杀一切鱼肉毒，不可以蜜同食。"

② 麋肉……同食：《证类本草》卷第十八"麋脂"条："陶隐居云……麋肉不可合虾及生菜、梅、李果实食之，皆病人。"

③ 与荞麦葱面同食生虫：《证类本草》卷第十九"雉肉"条："孟诜云：山鸡……和荞麦面食之生肥虫。卵不与葱同食，生寸白虫。"

鹌鹑不可与菌子同食，发痔。

雀肉不可与李子同食。

鸭肉不可与鳖同食。

鲤鱼不可与犬肉同食。

鲫鱼不可与糖饼、猪肉同食①。

黄鱼不可与荞麦、面同食。

虾不可与糖同食，损精。

盖食不欲杂，杂则或有犯，知者宜先避之。

服药忌食

有白术、苍术，勿食桃、李及雀肉、胡荽、大蒜、青鱼鲊。

有巴豆，勿食芦笋羹及野猪肉。

有黄连、桔梗，勿食猪肉。

有半夏、菖蒲，勿食饴糖、羊肉。

有空青、朱砂，勿食生血物。

有天门冬，勿食鲤鱼。

有茯苓，勿食米醋。

有牡丹，勿食生胡荽。

有鳖甲，勿食苋菜。

---

① 　与糖饼猪肉同食：《证类本草》卷第二十"鲫鱼"条："日华子……又云：子不宜与猪肉同食。"

有常山，勿食生葱、生①菜。

有商陆，勿食犬肉。

有藜芦，勿食狸肉。

有地黄，勿食萝卜。

有细辛，勿食生菜。

有甘草，勿食菘菜。

服药不可食生胡荽及蒜杂生菜，又不可食诸滑物果实，又不可多食肥猪、犬肉、油腻肥羹、鱼腥等物。

妊娠忌食

食子姜，令子多指、生疮。

食永酱②，绝产。豆酱合藿食，堕胎。

食桑椹、鸭子，令子倒生心寒。

食山羊肉，令子多疾，肝尤不可食。

食鲤鱼脍及鸡子，令儿成疳、多疮。

食犬肉，令子无声音。食兔肉，令子缺唇。

食骡、驴、马肉，延月难产。食蟹，令子横生。

鸡肉合糯米食之，令儿多寸白虫子；合③干姜食之，令儿患疮。

食雀肉，饮酒，令子心淫乱；合豆酱食，令子面黑

---

① 生：此字原脱，据《证类本草》卷第二"服药食忌例"条补。

② 永酱：此或有误。《备急千金要方·卷之二》曰："妊娠食冰酱，绝胎"，义胜。

③ 合：钱订《食物本草》附录作"鸡子"。

多黶。

诸兽毒

兽歧尾，鹿豹文，羊独角，羊六角。羊心有孔，白羊黑头，黑羊白头，白马黑头。曝肉不燥，肉不沾土。马蹄夜目，犬悬蹄肉，米瓮中肉。肝有黑色，肉中黑星。

诸鸟毒

鸭目白者，鸡有四距，白鸟玄首，玄鸟白首。鸟足不伸，卵有八字。鸟三足、四距并六指者。

诸鱼毒

鱼目有睫，目能开合，脑中连珠，无腮者。二目不同，鱼鳃大者。腹下丹字，连鳞者。

鳖目白者，额下有骨。虾煮不弯，白须者。蟹腹下毛，两目相向。

诸果毒

桃、杏双仁及果未成核者，俱有毒。五月食未成核者之果，令人发疮疖及寒热。秋夏果落地，恶虫缘，食之令人患九①漏。

---

① 九：原作"久"，据《证类本草》卷第二十三"诸果有毒"条改。

解诸毒

菱多腹胀，暖酒和生姜饮之即消。

瓜多腹胀，食盐汤或白矾汁解之。

诸菜毒，以甘草、胡粉解之①。

诸菌毒，以地浆汁解之。

蜀椒毒，饮水或食蒜解之，吸鸡毛灰亦解。

饮酒大醉不解，大豆汁解之，葛花、椹子、柑子皮汁皆可解。

牛肉毒，猪脂炼油一两，每服一匙，温水下。

猪肉毒，以大黄汁或杏仁汁解之。

犬肉不消，杏仁去皮、尖，水煮饮之。

鸡子毒，以醇醋或煮秫米汁解之②。

诸鱼毒，以橘皮、芦苇根汁或大豆汁解之。

河豚毒，以芦根③、扁豆汁解之。

鳖毒，以黄芪、吴蓝煎汤服解之。

蟹毒，以冬瓜汁、紫苏汁煮干蒜汁解之。

误食金子，金鸠肉、鹧鸪肉解之。

校注后记

一、作者简介

《食品集》作者吴禄生平资料较少。本书卷上题有"明吴江县医学候缺训科吴禄子学辑",书前沈察序云"我邑训科宾竹吴翁手录是编"。清代同治年间江璧等修纂的《进贤县志》记载:"吴禄,嘉靖年北隅人,字天授,兰溪训导,吴江教谕。"《嘉靖吴江县志》记载,正德末年吴江县医学训科"吴禄候缺",嘉靖二十四年(1545)吴江县医学教谕"吴禄,进贤人,贡生,致仕",嘉靖二十九年吴江县医学教谕则由严规担任。

以上资料表明本书作者吴禄,字子学,又字天授,号宾竹。进贤(今江西省进贤县)北隅人士,贡生,生活于明正德、嘉靖年间,先后在兰溪、吴江从事过地方医学和儒学教育工作,于正德末年候缺吴江县医学训科,嘉靖二十四年任吴江县教谕一职,约在嘉靖二十八年前后辞官。

吴禄医著现仅见《食品集》。书前有"食品集序",题为"时大明嘉靖丁酉仲冬日松陵少虚子沈察书",可见本书约成书于嘉靖丁酉年(1537)。

二、版本及著录情况

本书国内现存明代嘉靖丙辰年(1556)序刻本和民国抄本各一种,均藏于中国国家图书馆。日本国立国会图书馆另藏有明代嘉靖丙辰年序刻本一种。此外尚有中国书店1980年影印明代嘉靖丙辰年序本和《中国本草全书》影印明代嘉靖丙辰年序本。

本次点校中，将日本国立国会图书馆藏明代嘉靖丙辰年序刻本（日本藏本）、中国书店1980年影印明代嘉靖丙辰年序本、《中国本草全书》影印明代嘉靖丙辰年序本和民国抄本进行了比勘。

中国书店影印本、《中国本草全书》影印本内容、版式等均无差异，且在许应元的刻食品集序页都钤有"森氏开万册府之记"的方印。提示此两种影印本应据同一刻本影印而成，且该本曾为日本著名版本学家森立之收藏。

日本藏本与中国书店影印本、《中国本草全书》影印本之间文字内容、字体行款、书口标识、版式风格也几近完全相同。仅有三处不同：一是正文前的食品集目录。日本藏本在卷之上谷部目录"芝麻"之下添有"饧"，"盐"之下添有"豉"。中国书店影印本、《中国本草全书》影印本目录中无此二药。日本藏本的目录与书中正文内容相符合。二是菜部的"蘩蒌"正文中，日本藏本作"即鸡肠草也"，中国书店影印本、《中国本草全书》影印本作"即鸡肠华也"。卢和《食物本草》和《证类本草》均言为"鸡肠草"。三是书中序言的顺序。日本藏本目录前有嘉靖丙辰年苏志皋的刻食品集叙、嘉靖丁酉年（1537）沈察的食品集序，正文后附嘉靖丙辰年许应元的刻食品集序。中国书店影印本、《中国本草全书》影印本目录前依次是许应元的刻食品集序、苏志皋的刻食品集叙和沈察的食品集序。

民国抄本的目录与正文内容除少许写录讹误，均与中国书店影印本、《中国本草全书》影印本相同，序言在目录前，依次为许应元的刻食品集序、沈察的食品集序和苏志皋的刻食品集叙。

据书中序言，本书是吴禄任吴江县医学候缺训科时候辑录而成，并由其时吴江县名士沈察于嘉靖丁酉年（1537）作序。明代多种书目均载录本书，如成书于嘉靖十九年（1540）的《百川书志》即记载：《食品集》二卷，附录一卷。皇明松陵宾竹吴禄辑。七部三百四十七品。附录宜避之曰十八条。他如《千顷堂书目》《万卷堂书目》《澹生堂藏书目》《赵定宇书目》《晁氏宝文堂书目》《脉望馆书目》《医藏书目》，皆收录本书。

嘉靖丙辰年，都察院右佥都御史苏志皋巡抚辽东，得到本书，"欲布之人人"，故授命工参议赵介夫，佥事桑蓁、朱天俸重刻本书。苏志皋和时任云南布政司右参政的许应元各为序言。

三、内容简介及溯源

本书是食疗类本草著作，分为上、下二卷，后有附录一卷。全书药物分为谷部、果部、菜部、兽部、禽部、虫鱼部、水部七部类。其中卷上有谷部药物 41 种，果部药物 58 种，菜部药物 95 种，兽部药物 33 种；卷下有禽部药物

28 种，虫鱼部药物 61 种，水部药物 33 种，合计载有食疗类药物 349 种。各药论述性味、毒性、食疗功效主治、服食宜忌、烹制方法等，亦载各家论述、地方别名等。卷末附录一卷，有五味所补、五味所伤、五味所走、五脏所禁、五脏所忌、五味所宜、五谷以养五脏、五果以助五脏、五畜以益五脏、五菜以充五脏、食物相反、服药忌食、妊娠忌食、诸兽毒、诸鸟毒、诸鱼毒、诸果毒及解诸毒，计十八条，专述总论性质饮食宜忌等。

《食品集》多辑抄前人诸论。其内容与明代卢和《食物本草》大部分相仿，不过药物排序、分类有明显变更。如《食物本草》分为八部类，而本书药物分为七部类，并将其"味部"诸品散入于书中"谷部""菜部"等，唯有"水部"药物内容及排序与《食物本草》基本一致。《食品集》收载食疗类药物总数少于《食物本草》，如面筋、孔雀、鹦鹉等四十余种药物不见录于《食品集》；而《食品集》亦有数种药物为卢和《食物本草》不载，如平波、香圆等。《食物本草》每部类药物后均有该部类药物简要小结，《食品集》无此项内容。《食品集》不少药物内容较之《食物本草》，更为简略。以"枣"为例：

《食品集》：枣，甘，温，无毒。主心腹邪气，安中养脾，助十二经脉，平胃气，生津液，和百药。中满者勿食，甘以补中故也。牙齿病者忌啖之。生枣多食，令人寒热，羸瘦。

卢和《食物本草》：枣，生者味甘，平，无毒。多食令人寒热腹胀，滑肠难化，羸瘦人尤不可食。熟者味甘，温，无毒。主心腹邪气，安中补虚，益气养脾，助十二经，平胃气，通九窍，润心肺，止嗽，补少气，少津液，身中不足，大惊，四肢重，和百药。久服轻身延年。一云多食动风动嗽。三年陈者核中仁，主腹痛恶气。枣类甚多，大抵以青州所出者，肉厚为最。不可同生葱食。中满者与牙痛者，俱不可食。小儿多食，生疳损齿。丹溪云：枣属土而有火，味甘性缓。经云：甘先人脾，又谓补脾未尝用甘。今人食甘多者，惟脾受病。小儿苦患秋痢与虫，食之良。

此外，《食品集》有若干药物内容显是录自《饮膳正要》。如"平波"条：

《食品集》：平波，味甘，无毒。止渴生津。置衣服箧笥中，香气可爱。

《饮膳正要》：平波，味甘，无毒。止渴生津。置衣服箧笥中，香气可爱。

《食品集》尚有部分内容与《本草备要》有一定联系。如书中"糯米"条："稻秆，治黄病通身，煮汁服"。此说与《本草备要》完全相同，而《饮膳正要》与《食物本草》无此记载。

《食品集》一书虽少有新意，但作为明代食疗药物专集，集中反映了明代的食疗发展概况，有一定研究和利用价值。

总 书 目

I

本　草

淑景堂改订注释寒热温平药性赋

方　书

医便

卫生编

袖珍方

仁术便览

古方汇精

圣济总录

众妙仙方

李氏医鉴

医方丛话

医方约说

医方便览

乾坤生意

悬袖便方

救急易方

程氏释方

集古良方

摄生总论

摄生秘剖

辨症良方

活人心法（朱权）

卫生家宝方

见心斋药录

寿世简便集

医方大成论

医方考绳愆

鸡峰普济方

饲鹤亭集方

临症经验方

思济堂方书

济世碎金方

揣摩有得集

呕斋急应奇方

乾坤生意秘韫

简易普济良方

内外验方秘传

名方类证医书大全

新编南北经验医方大成

临证综合

医级

医悟

丹台玉案

玉机辨症

古今医诗

本草权度

弄丸心法

医林绳墨

医学碎金

医学粹精

医宗备要

医宗宝镜

医宗撮精

医经小学

医垒元戎

证治要义

松崖医径

扁鹊心书